決定版

自力で免疫力を上げる腸の強化書

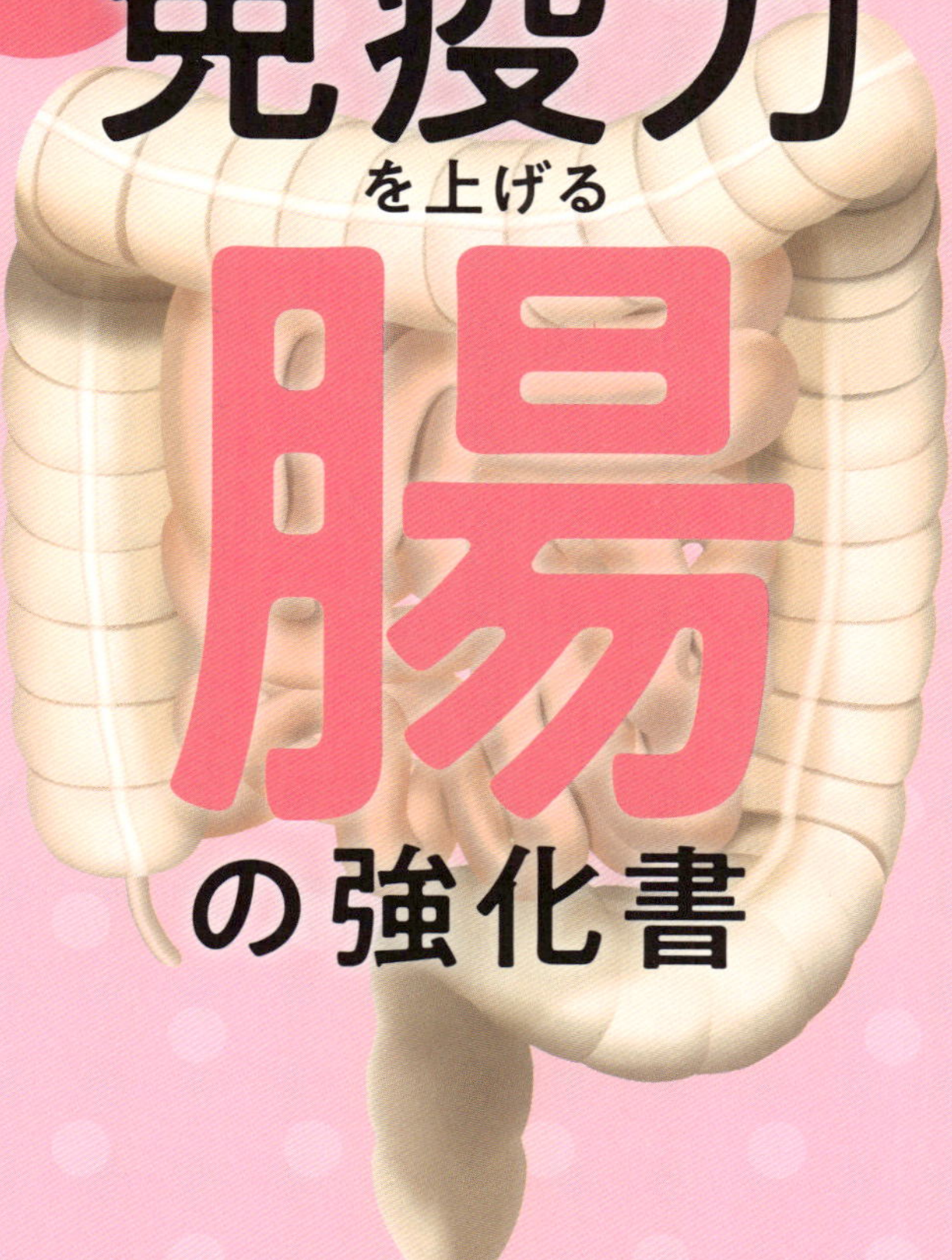

藤田紘一郎
東京医科歯科大学名誉教授

宝島社

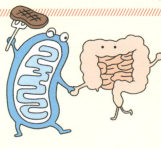

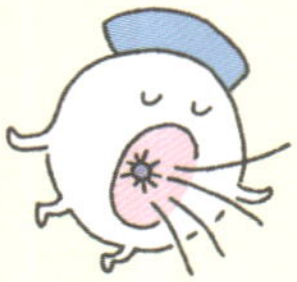

はじめに

2020年春、世界的な感染拡大で緊急対策に追われる状況になった〝新型コロナウイルス感染症〟。手洗いや手指消毒、混雑した場所を避けること、バランスのとれた食事、適度な運動、休養、睡眠などで免疫力を高めることが厚生労働省から推奨されています。

報道にあるように、高齢者や糖尿病、高血圧、ぜんそくなどの基礎疾患がある人が感染すると重症化し、命を落とすケースが少なくありません。実は、こうした方々は新型コロナウイルス感染症に限らず、これまでもインフルエンザやいわゆるかぜがもとで亡くなるケースが数多く報告されていました。重症化の主な原因は、老化や持病のために免疫力が低下しているからだと考えられます。

もうひとつ、新型コロナウイルスにはやっかいな性質も報告されています。感染しても無症状で、本人が気づかぬうちに無症状病原体保

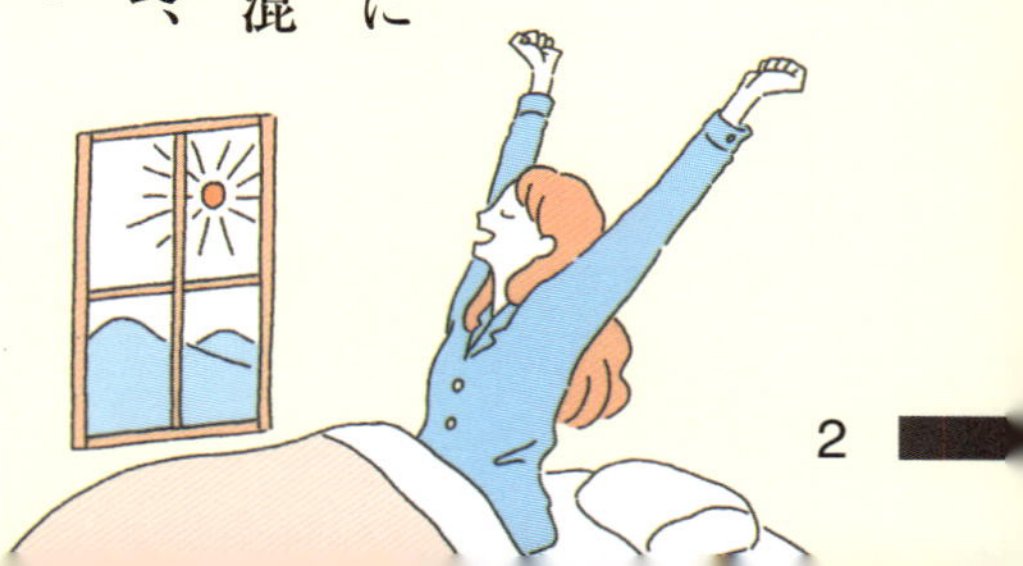

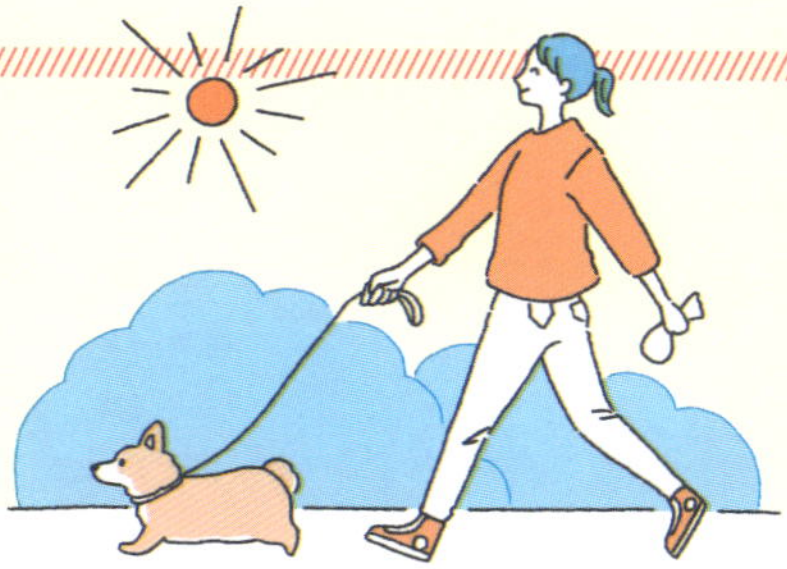

有者となり感染拡大する可能性があることです。つまり、どんなに用心していても感染するリスクはあるということです。

いずれにしても、病気を遠ざけるためには〝免疫力強化〟が大事です。免疫力のおよそ70％は腸内細菌がつくり、30％は心がつくっているといわれています。腸内細菌の乱れは感染症だけでなく、がんや生活習慣病、肥満、認知症、うつ病、アレルギー疾患、自己免疫疾患など、さまざまな病気を引き起こします。特に50歳をすぎるころからは、腸内細菌を整え、味方につけることを十分意識してください。

ちょっとした工夫で免疫力を強化する生活術は手に入れることができます。

今こそはじめ時です。

藤田紘一郎

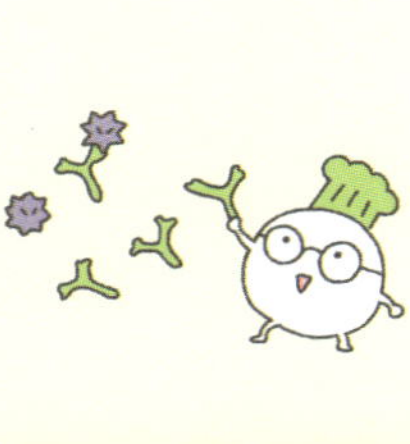

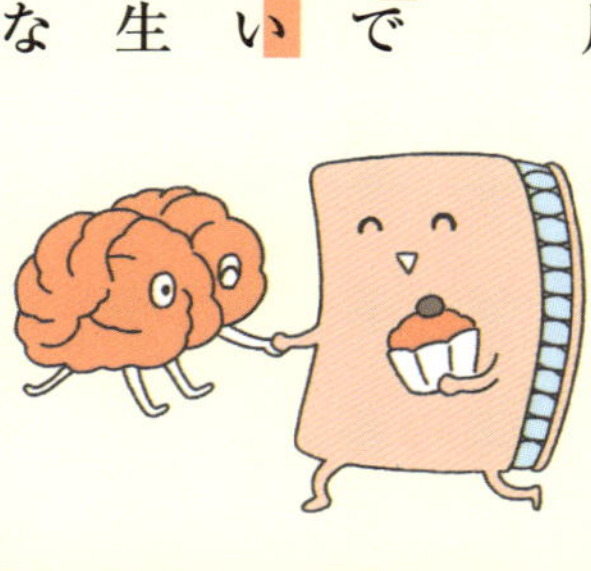

免疫の拠点は「腸」にある

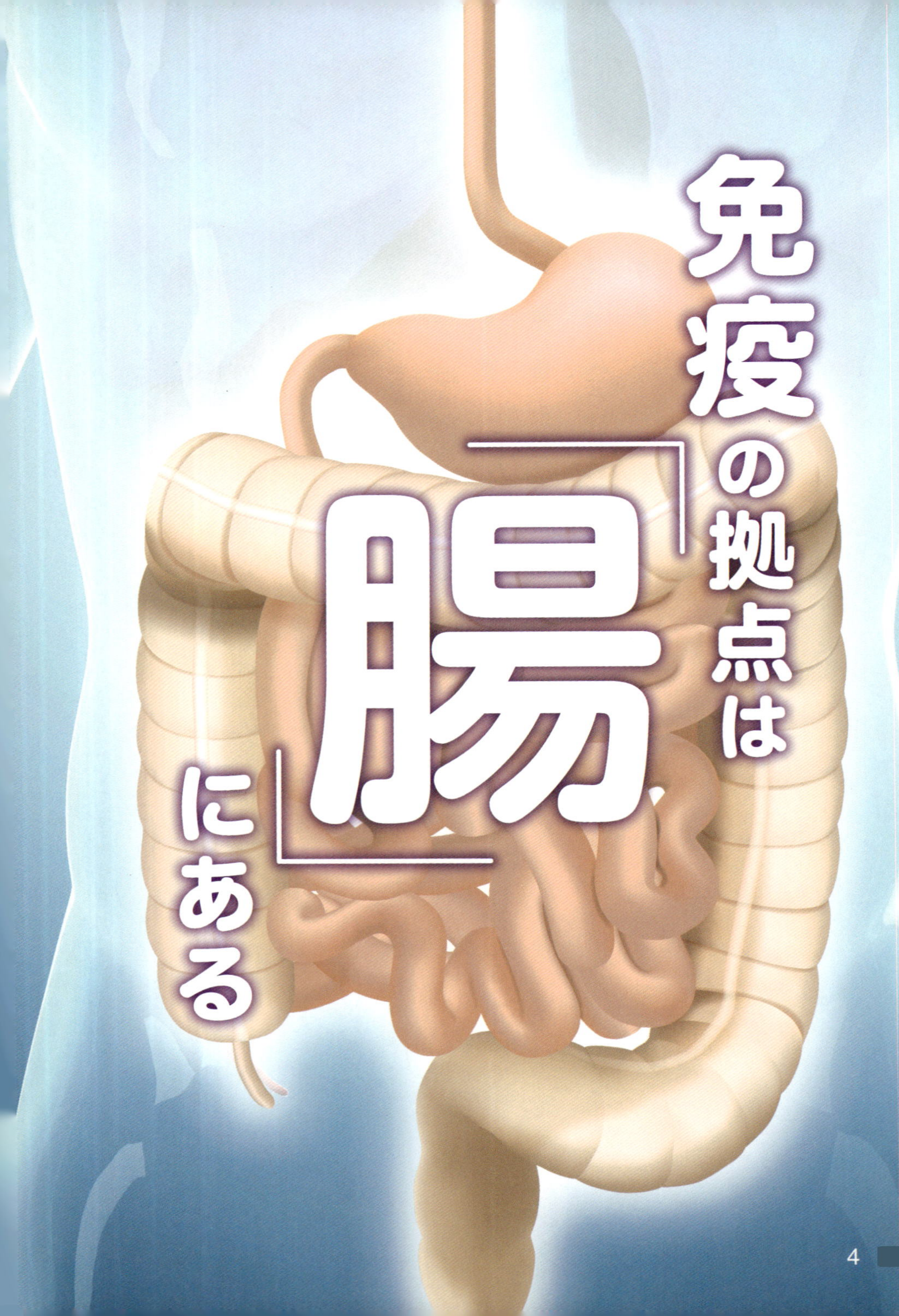

あらゆる不調の9割を腸が解決

免疫とは細菌・ウイルスからの攻撃を防御する機能です。
免疫力の7割は腸内細菌がつくります。
心の不調も腸内環境の悪化に起因します。
免疫力の低下が病気を招くのです。
腸が喜ぶ食事と生活習慣で
あなたの腸をどんどん活性化させましょう。

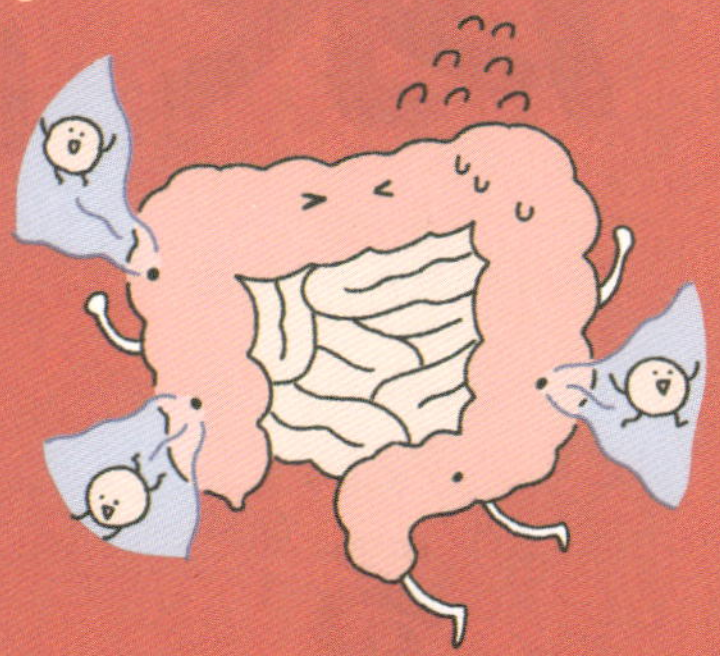

腸を活性化すれば健康になる

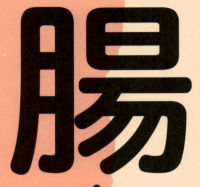

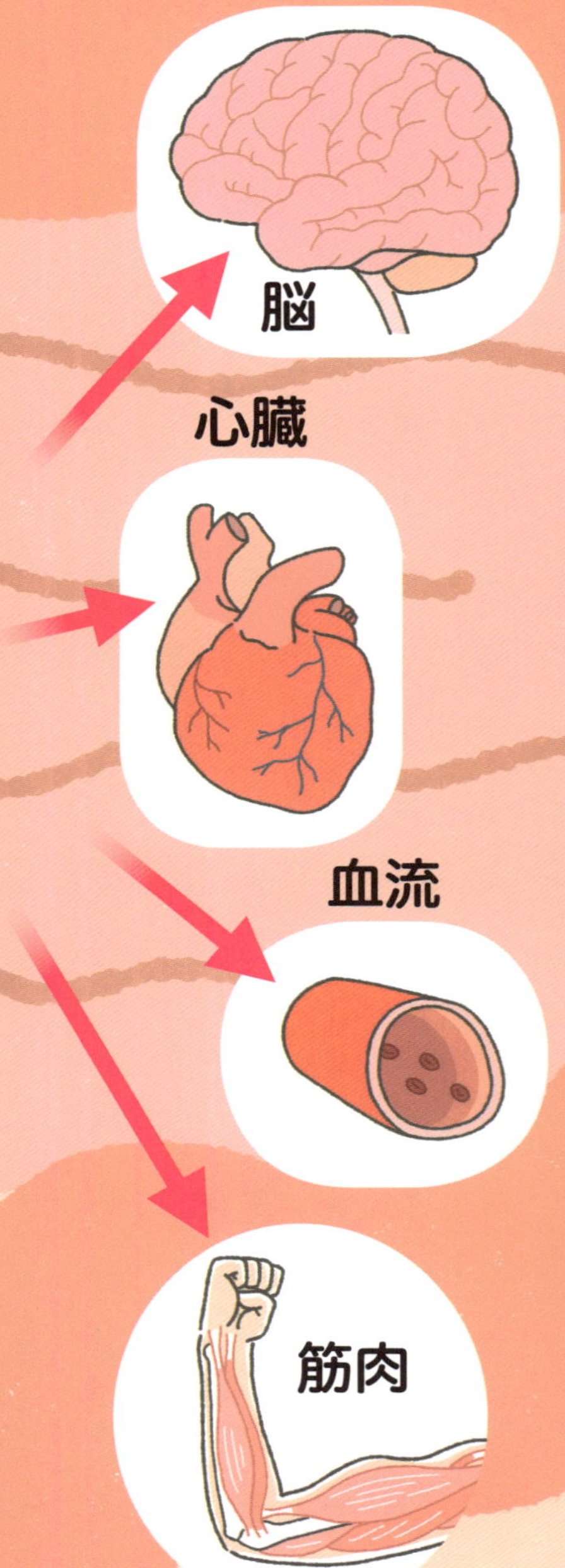

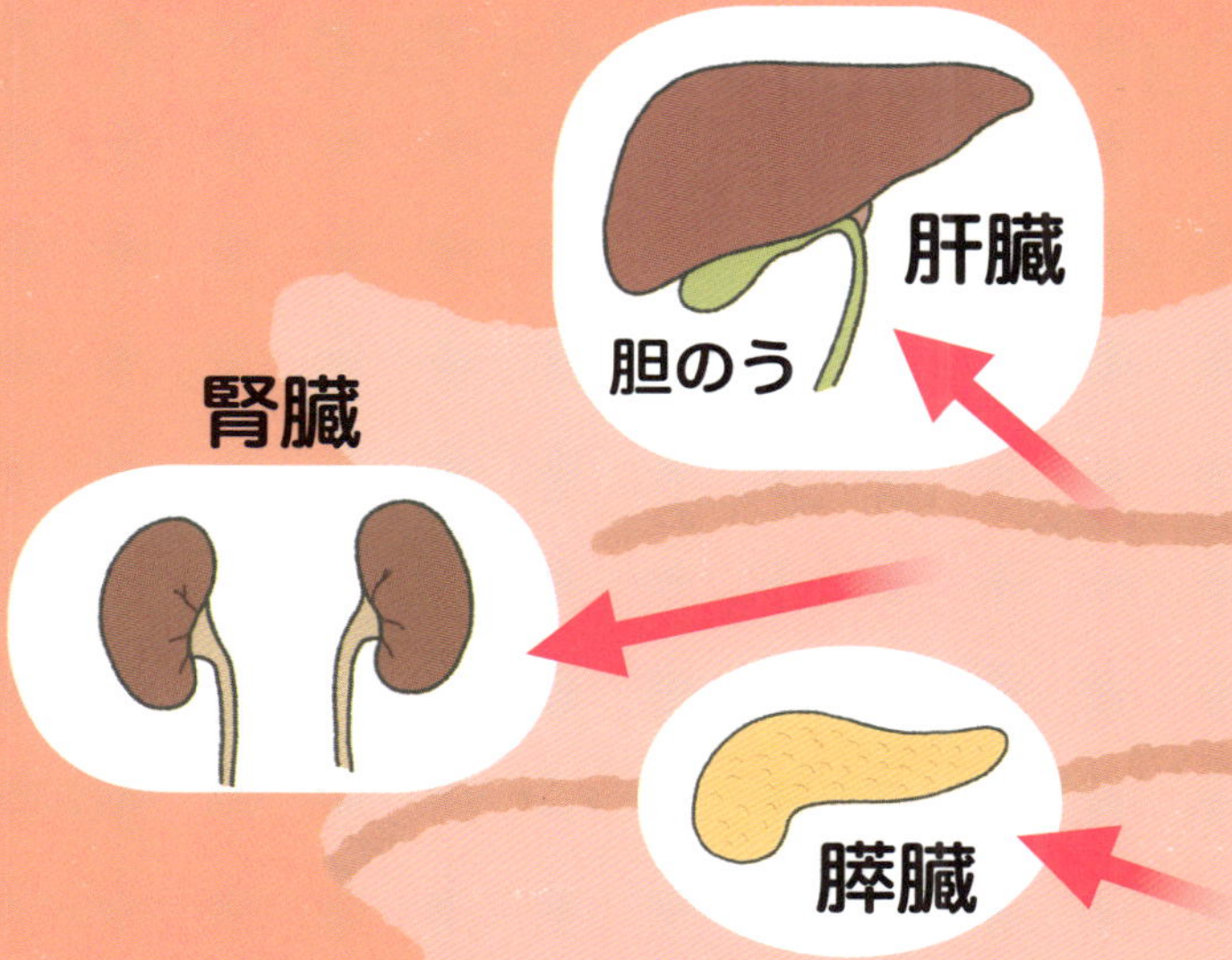

「腸は第二の脳」といわれる理由、それは脳に匹敵するくらいの神経細胞を腸が有しているからです。ただ、私は脳よりも腸のほうが数段優れていると思っています。たとえば、腸は危険と判断すると、拒絶反応として下痢などの症状を起こします。脳が優れていれば、食べる前に食中毒は防げるはずです。

さらに腸は、ほかの内臓や筋肉などと連携して体の機能を維持するばかりでなく、人間が感じる〝幸福をもたらす物質〟を合成、分泌しています。

これらのことから、心身ともに健康でいるためには、まず腸を元気にすることが最も大切なのです。

自力で免疫力を上げる 腸の強化書 決定版

第1章

知っておきたい

腸の仕組みと
腸が生み出す免疫力

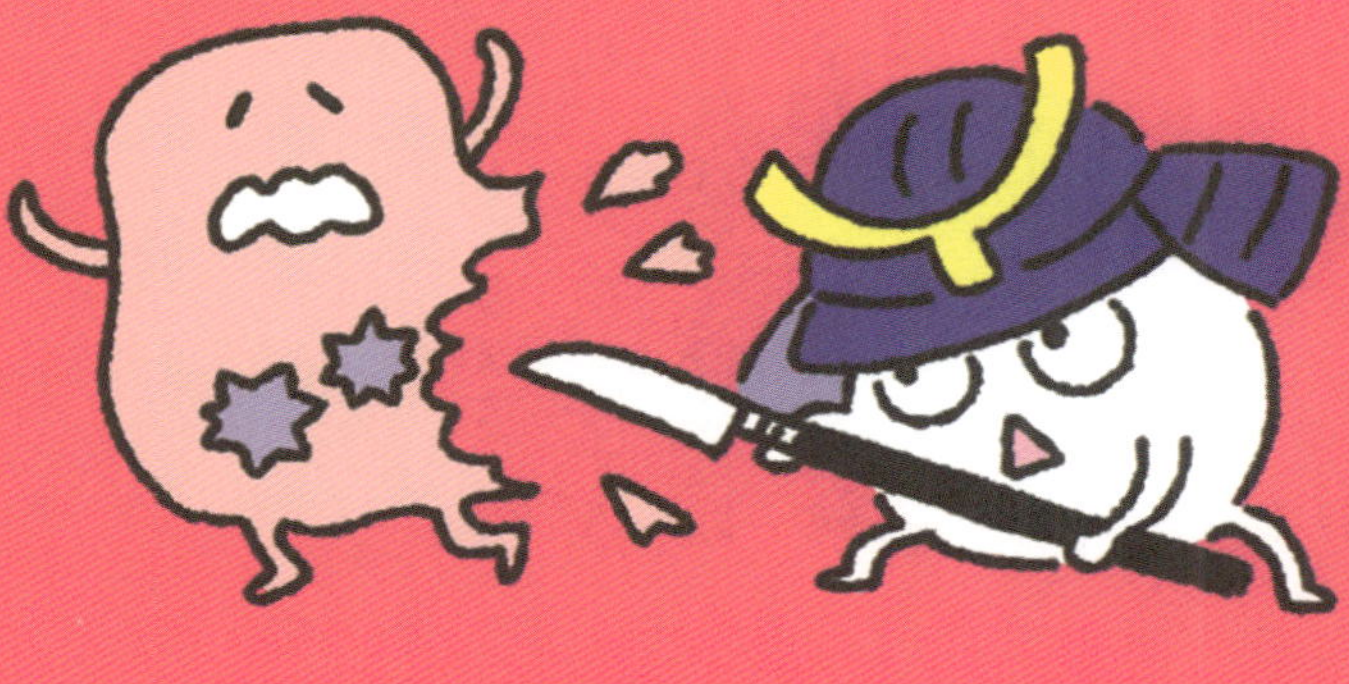

01 免疫と密接に関わる消化管の長い構造

消化管とは、口から肛門まで続く長い1本の管です。その長さは、**食道**・**胃**・**小腸**・**大腸**をすべて合わせると、およそ9～10mにもなります。

消化管は「内なる外」といわれるように、外から取り入れた食べ物と接する器官で、それらを消化・吸収します。食べ物のほかにも病原体などを外から取り入れてしまうことがありますが、心配いりません。強い胃酸によって多くの菌は殺され、体に悪影響を及ぼすことを最小限にとどめているのです。

食べ物はまず、歯で噛み砕かれ、食道を通って胃に送られます。胃は、食べ物がきた時点でスイッチが入って動き出し、胃液を分泌しながら食べ物をすりつぶし、粥状にして小腸に送ります。のちほど詳しく解説しますが、小腸では消化・吸収が行われ、大腸に移動するとそこでは便をつくるため、水分や塩類が時間をかけて吸収され、**肛門**へ押し出されていくのです。

食べ物の長い旅

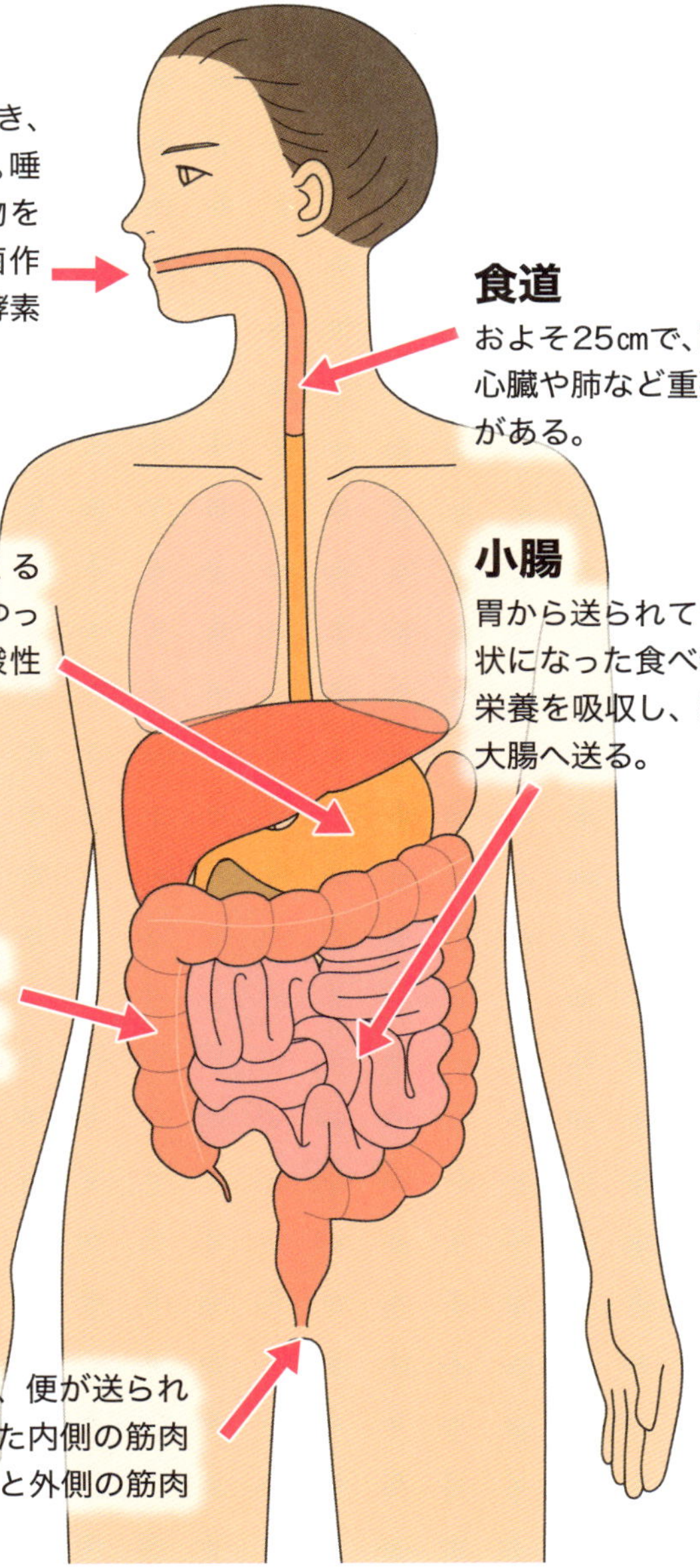

口

歯で食べ物を噛み砕き、唾液と混ぜて食道へ。唾液の中には炭水化物を分解する酵素や殺菌作用、免疫作用のある酵素も含まれる。

食道

およそ25㎝で、両脇に心臓や肺など重要臓器がある。

胃

食べ物が送られてくるとスイッチが入り、ゆっくり動きながら強酸性の胃液で消化する。

小腸

胃から送られてきた粥状になった食べ物から栄養を吸収し、残りを大腸へ送る。

大腸

便をつくるため、水分と塩類を吸収し、時間をかけて肛門へと送る。

肛門

２種類の筋肉を持ち、便が送られてくると閉まっていた内側の筋肉がゆるみ、便を出すと外側の筋肉で締める。

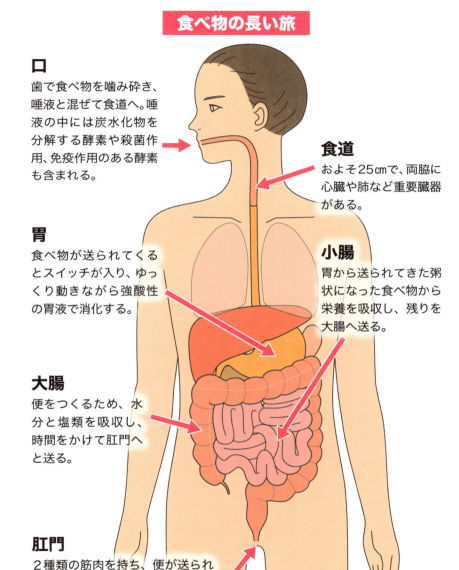

02 腸全体の面積は、なんとテニスコート1面分！

腸は大きく分けると、小腸と大腸の2つの部分からなります。さらに小腸は十二指腸・空腸・回腸に、大腸は盲腸・結腸・直腸に分けられます。

胃の一番下の部分に接するのが十二指腸で、ここが腸のはじまりです。空腸と回腸には明らかな境界はありませんが、全体の5分の2が空腸、残りの5分の3が回腸で、空腸は回腸よりも少し太くなっています（左図参照）。

そして大腸は、左図のように小腸を囲むように配置され、取り囲んだ部分を結腸、小腸とのつなぎ目の部分が盲腸、**肛門**へとつながる一番下の部分が直腸になっています。

小腸・大腸合わせて9～9・5ｍと**消化管**の95％を占め、その総面積もおよそ200㎡。テニスコート1面分という広大なところで、消化・吸収が行われているのです。

腸の総面積は200m^2

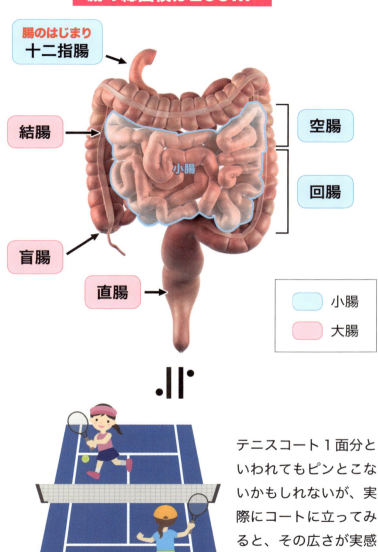

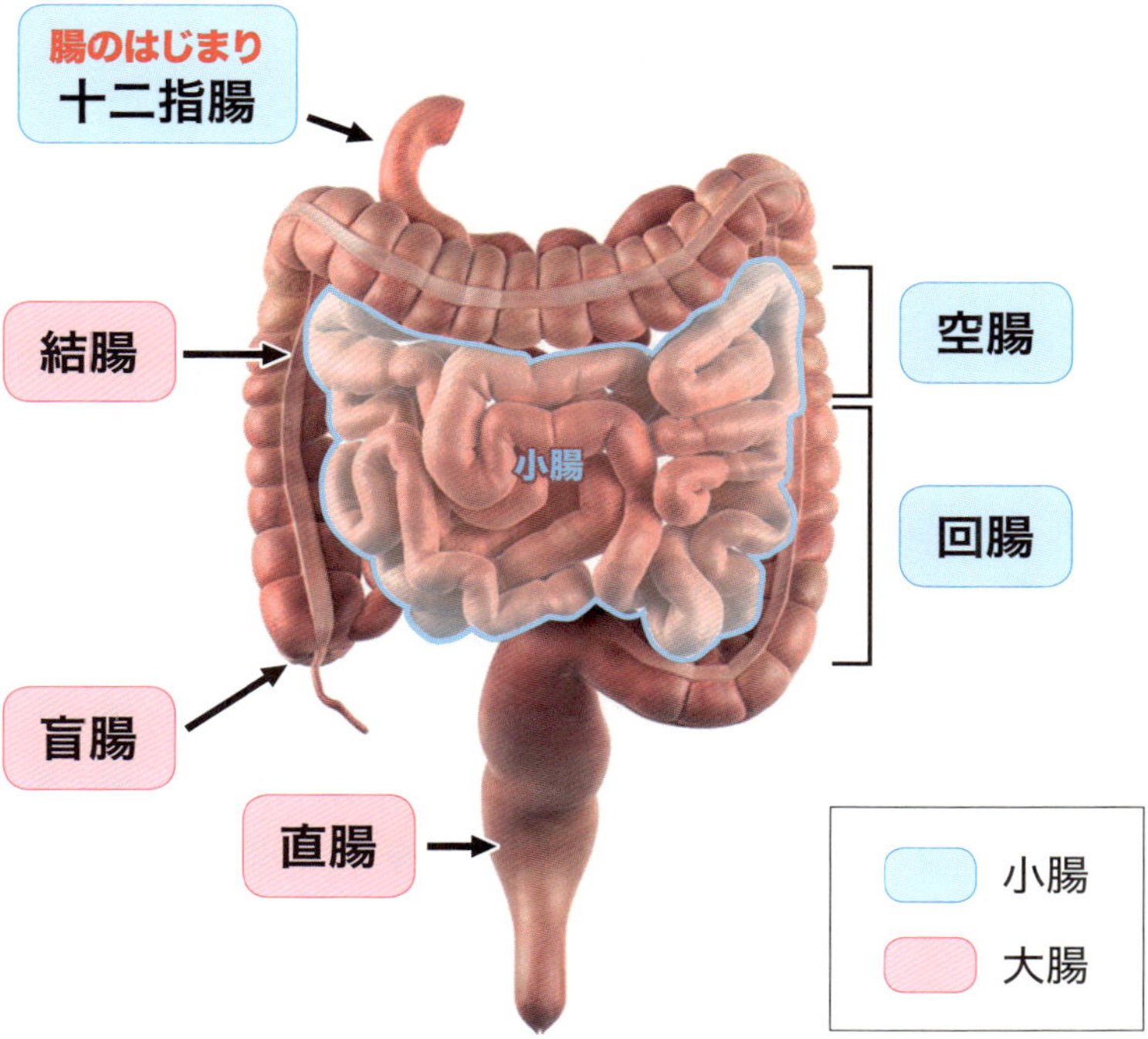

テニスコート１面分といわれてもピンとこないかもしれないが、実際にコートに立ってみると、その広さが実感できる。

03 小腸のはじまりは、指12本分の十二指腸

小腸のはじまりである十二指腸は、長さおよそ25㎝で、膵臓を囲むようにC形にわん曲しています。**胃**の消化が終わるまでは、十二指腸との境にある幽門は開きませんが、消化が終わった段階でこの門が開かれ、胃から粥状になった食べ物が十二指腸へと送られてきます。

胃から出てすぐの粥状の食べ物は、強い酸性状態にあるため、これを察知すると十二指腸は、膵臓と胆のうに膵液と胆汁を出す指令となるホルモンを分泌。膵液や胆汁は弱アルカリ性なので、強い酸性は中和され、**空腸**に着いたころには中性になっているのです。

膵液の中には、炭水化物を分解させる**アミラーゼ**、脂肪を分解させる**リパーゼ**、タンパク質を分解させる**トリプシノーゲン**が、**胆汁**には脂肪の消化・吸収を助ける**胆汁酸**が含まれています。

酸の危険を察知する十二指腸

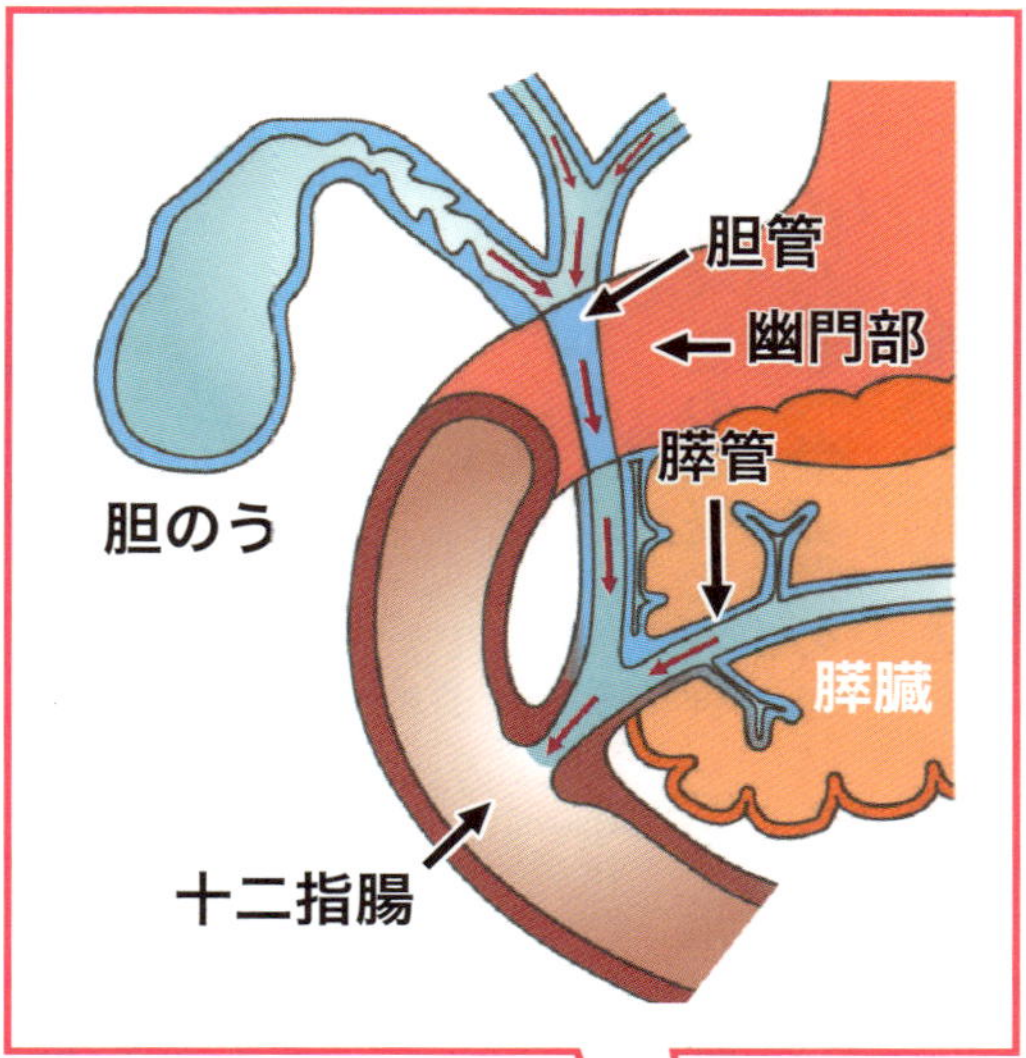

十二指腸のＣ形のくぼみに、膵臓から伸びる膵管、胆のうから伸びる胆管が接合して、胃酸の中和とさらなる消化が行われる。

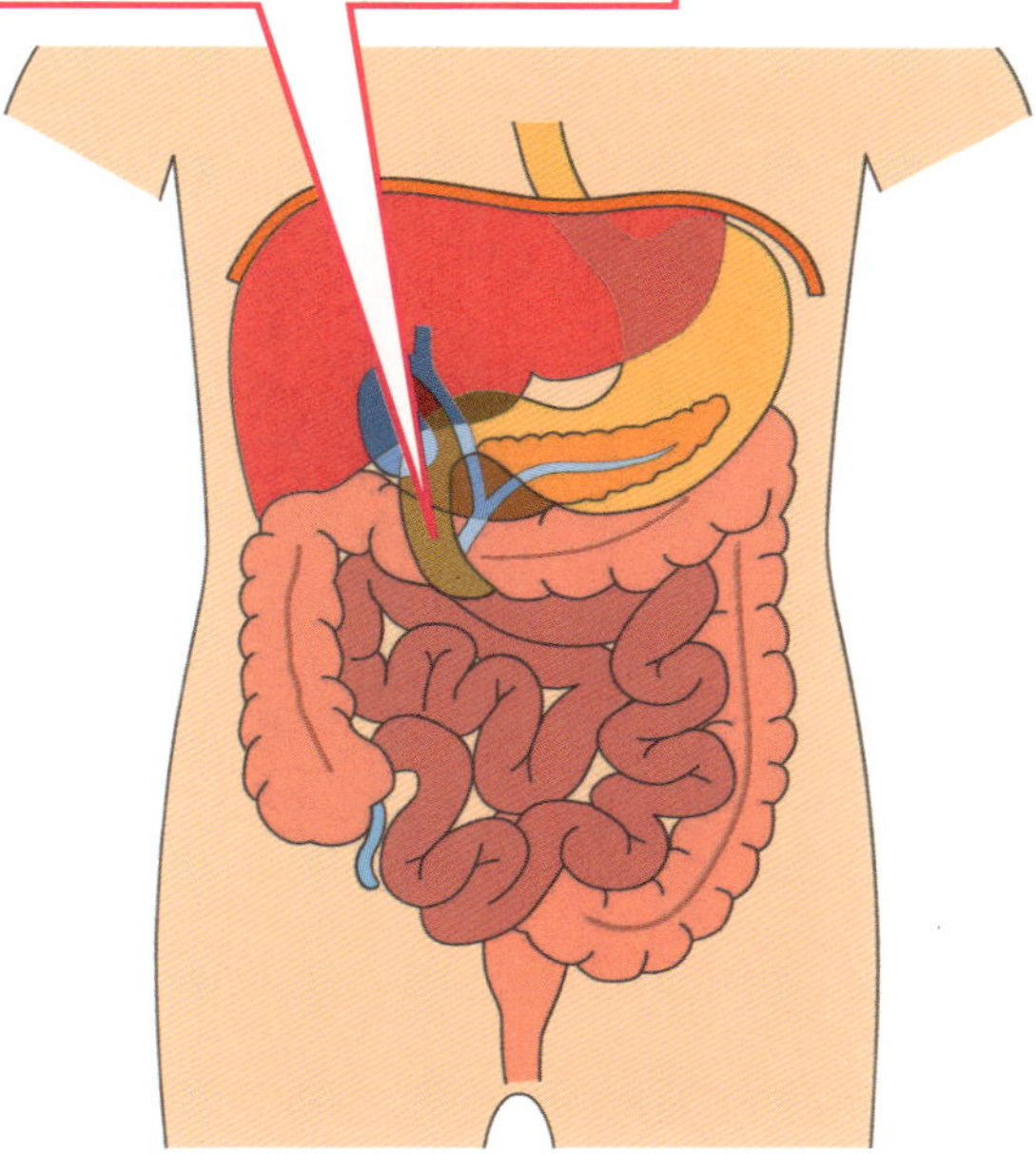

04

栄養吸収率を上げて体を守るふかふかの腸絨毛

小腸の中心である**空腸**・**回腸**は、消化・吸収の総仕上げをする場所です。タンパク質や炭水化物、脂質のさらなる消化のため「腸液」を分泌し、食べ物の栄養を分解して小腸粘膜から吸収し、絨毛の内側を走る毛細血管から、体各部へ栄養素を運びます。

小腸の内側は左の写真のように無数のふかふかした腸絨毛でおおわれ、これにより表面積が広がることで栄養の吸収効率がアップしているのです。消化・吸収の要である大切な役割を果たしているためなのか、腸絨毛の**上皮細胞**は3日ごとに入れ替わり、その死骸は便となって体外に排出されます。

また小腸には、ウイルスやがん細胞に対抗する**リンパ球**や**免疫細胞**が、全身のおよそ70％も集まっており、栄養素の消化・吸収ばかりでなく、体を守るという重要な役割を担っています。

栄養吸収する無数の腸絨毛

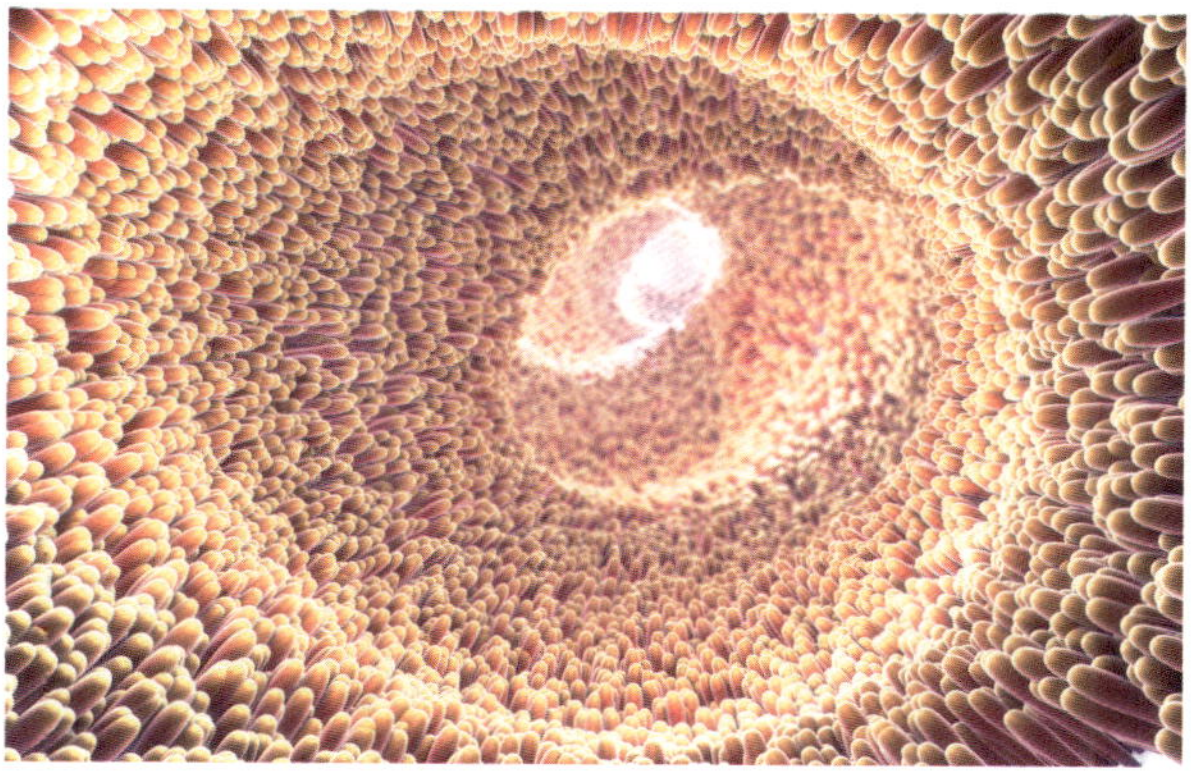

腸内をおおう腸絨毛は高さ約１㎜、太さ0.2～0.3㎜ほどの突起。

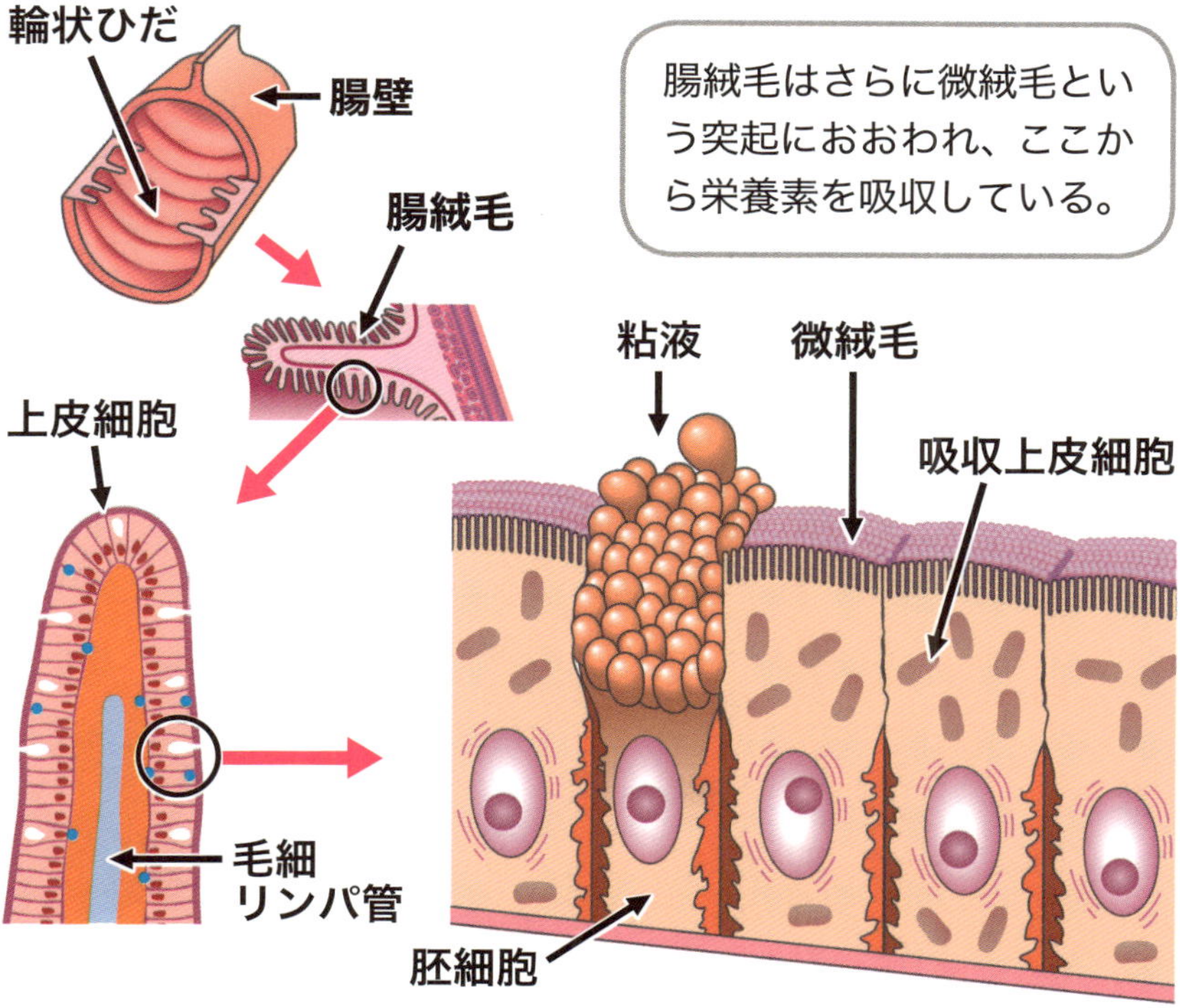

腸絨毛はさらに微絨毛という突起におおわれ、ここから栄養素を吸収している。

05 おなかを時計回りに1周する大腸

口から続く消化管の最終部分が大腸で、**小腸**を囲むように腹部を大きく時計回りに1周しています。全長約1・5ｍと小腸より短い大腸ですが、長さ以外にも違いがあります。小腸の直径は約3㎝ですが、大腸は倍以上の約7㎝の太さで、小腸には**腸絨毛**と呼ばれるふさふさした毛がありますが、大腸の内側には**絨毛**はなくツルツルしています。

大腸は大きく分けると、盲腸・結腸・直腸からなり、結腸はさらに4つに区分されます。回盲部から右脇腹に沿って上がる「上行結腸」、肝臓から胃底部に沿う「横行結腸」、左脇腹に沿って下る「下行結腸」、そして左下腹部を蛇行するように直腸へ続く「S状結腸」です。

直腸の最終部の肛門は、自分の意思では動かせない**内肛門括約筋**と自分の意思で動かせる**外肛門括約筋**二重の**筋肉**の働きで、便のモレを防いでいます。

ゆるやかな蛇腹状の大腸

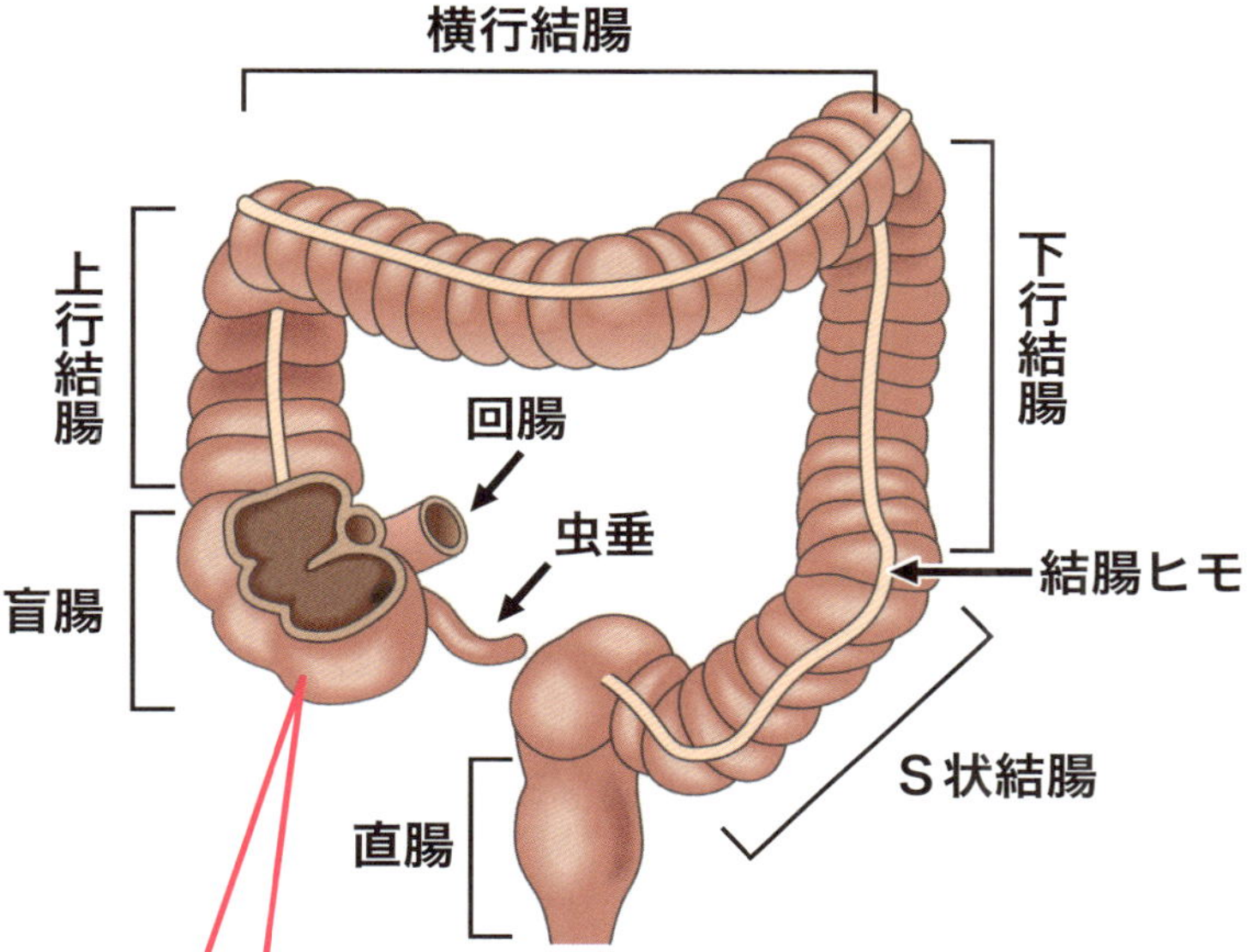

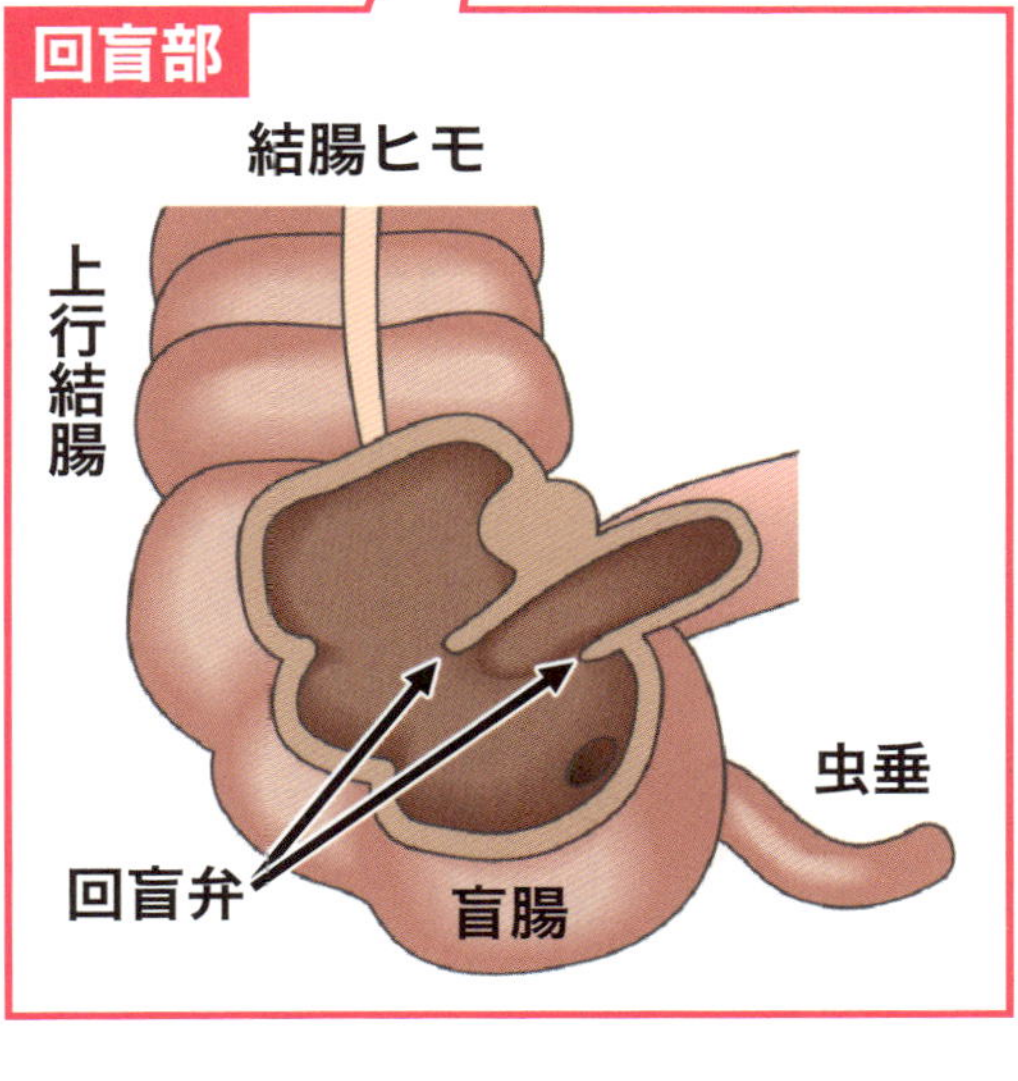

回盲部は、小腸と大腸をつなぐ部分。ここには弁がついていて、消化された食べ物の逆流と大腸菌が小腸に侵入するのを防いでいる。

06

伸縮を繰り返しながらゆっくり動き便をつくる

小腸から送られてきた食べ物は消化され、ドロドロの流動状態になっています。**大腸**ではこのドロドロ状態から固形の便にしていく作業が行われます。上行結腸の部分ではまだドロドロとしており、横行結腸の後半あたりから半粥状態となり、下行結腸で半固形状態に、S状結腸で固形となり、直腸で便となります。

大腸では伸びたり縮んだりを繰り返す「**ぜんどう運動**」により、消化物が運ばれていきます。このぜんどう運動と便からの水分の吸収、腸からの水分の分泌によって便の形状が変わってきます。ぜんどう運動が早ければ、便は早く進むため水分の吸収が不十分になり、加えて腸からの水分が加わることで軟便や下痢の状態に。逆に、ぜんどう運動が遅いと便からの水分吸収が進み、腸からの水分の分泌が低下して便秘になるのです。程よいぜんどう運動が理想的です。

大腸の主な働き

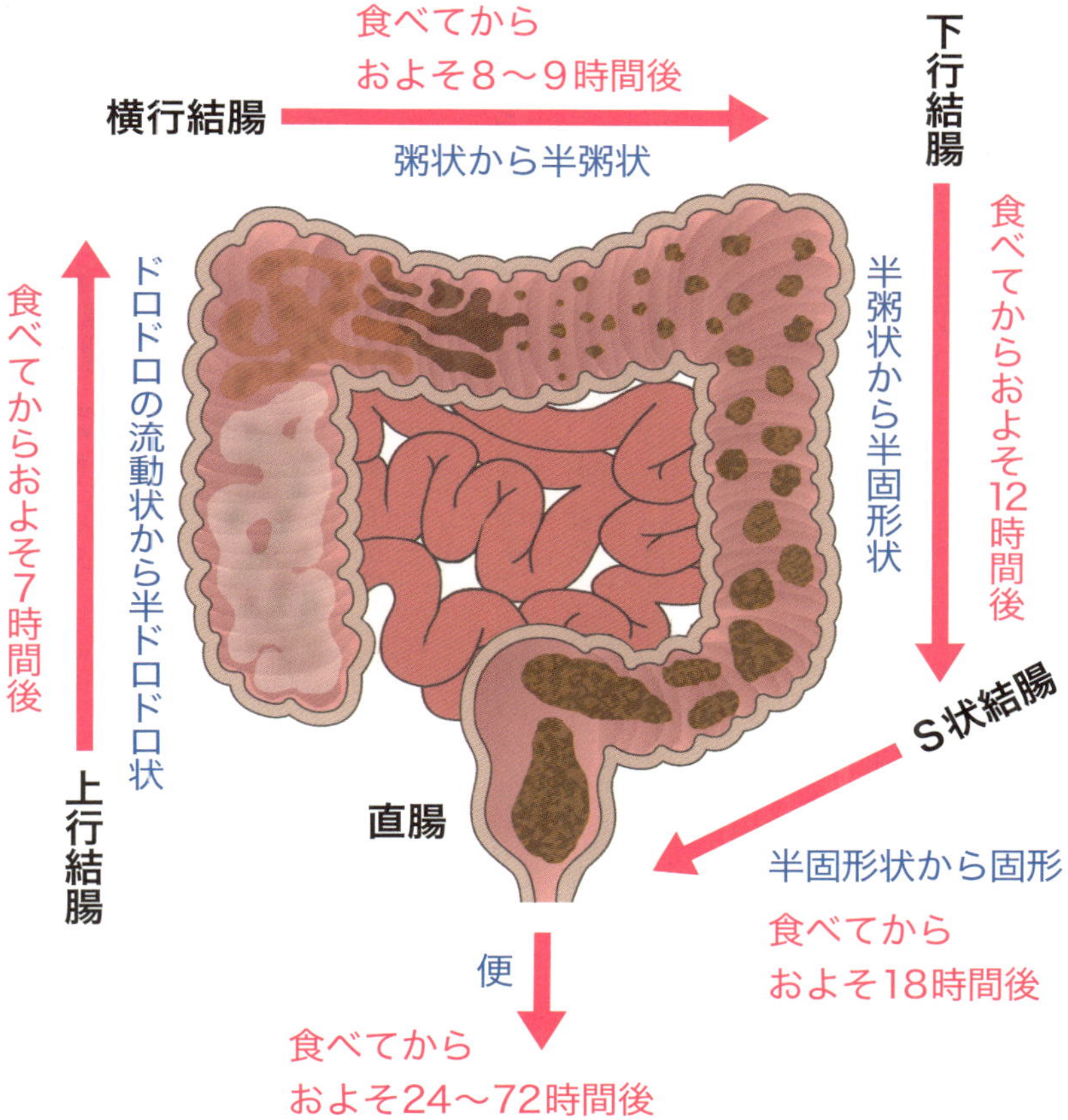

一口メモ

便となって排泄される中身の75％が水分で25％が固形成分といわれている。

07
免疫って何？ どんな働きをしているの？

地球に出現してから何百万年、人類はたくさんの病原体から攻撃され続けてきました。細胞の突然変異で毎日３０００～５０００個も発生する**がん細胞**の攻撃も受けています。しかし、私たちには外敵から体を守り、病気を予防し、病気を治そうとする力があります。それが生きる力、「**免疫力**」です。

免疫の働きには「感染の防衛」「健康の維持」「老化・病気の予防」があり、がんやうつ病などの**心**の病気の予防もしています。免疫力を上げれば、私たちの体に備わる免疫機構は、病原ウイルスや病原菌からの感染を防ぎます。がん細胞が増殖し、がん組織となるのを防ぎます。疲労や病気からの回復も早くなります。**新陳代謝**が活発になり、身体機能の低下や細胞組織の老化も防ぎます。

一方、免疫のバランスが崩れると、アトピーやぜんそく、花粉症などの**アレルギー疾患**や、関節リウマチなどの**自己免疫疾患**といった病気が起こります。

免疫の3つの働き

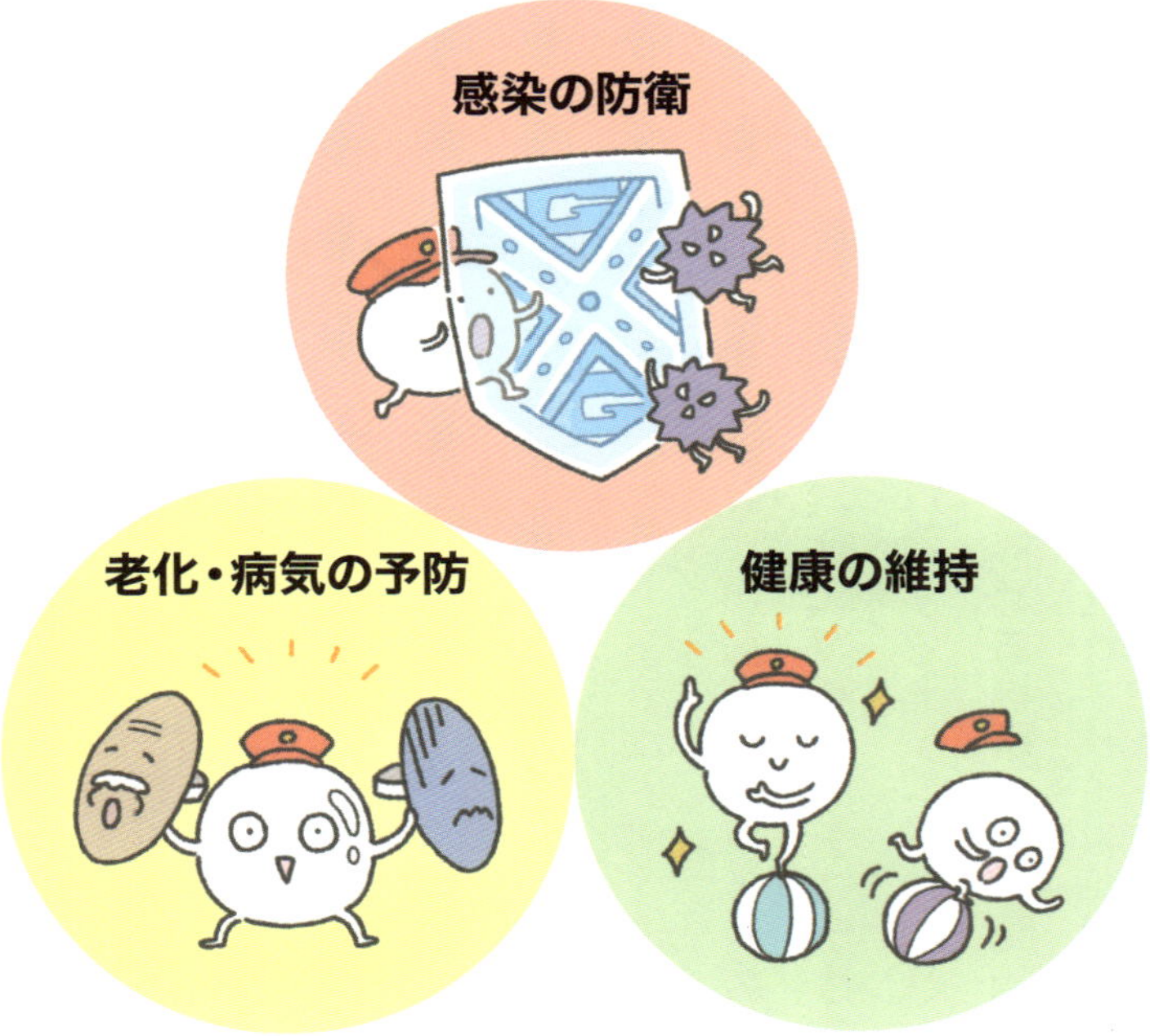

免疫力アップ

- 毎日現れるがん細胞の芽をつめる
- 幸せホルモンが増え、心の病も予防
- 肌つやもよくなる

免疫力ダウン

- 新型コロナウイルスなどの病原ウイルスに感染しやすくなる
- アレルギー疾患が発生しやすい
- 自分の免疫が自分を攻撃する自己免疫疾患の発生

08

免疫細胞の約70%は腸に集まっている！

小腸と大腸からなる「腸管」は、免疫の拠点といわれています。それは体内の免疫細胞の約70%が集まっているからです。

特に小腸には**リンパ球**が大量に分布しています。リンパ球は**免疫力**を司る**白血球**の成分のひとつで、ウイルスなどの異物に反応して活性化すると、血流に乗って全身を巡り、ほかのリンパ球も活性化させます。さらに活性化したリンパ球は腸に戻り、**がん細胞**やウイルスに感染した細胞などを見つけてただちに攻撃するリンパ球「**NK（ナチュラルキラー）細胞**」も活性化させます。

回腸に多く存在するドーム形の「**パイエル板**」というリンパ組織は、免疫細胞の攻撃能力を高める場所です。腸内に漂っている細菌やウイルスなどの異物を腸壁内部に引き入れ、パイエル板の内側に密集している免疫細胞に触れさせて攻撃すべき敵の情報を学ばせているのです。

免疫の要「パイエル板」

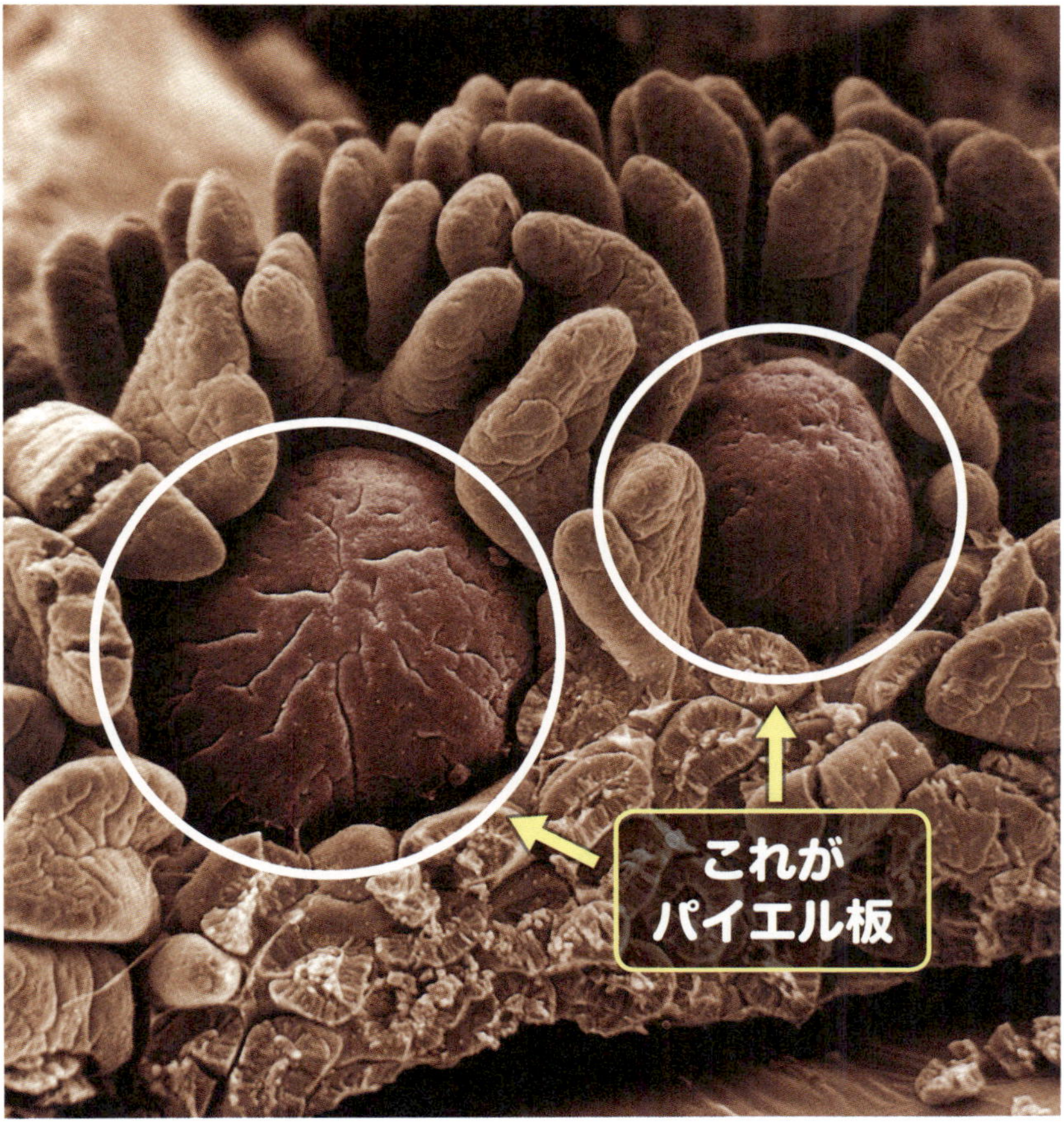

小腸の絨毛の間にあるドーム形のパイエル板が免疫の要となっており、大腸につながる小腸の回腸部に多い。

09

たくさんの免疫細胞は体を守る防衛隊

免疫細胞にはいくつか種類があり、「外敵の発見」、「外敵についての情報伝達」、「外敵への攻撃命令」、「外敵への攻撃」と役割を分担しています。

免疫の中心的な役割を担っているのは、血液中の免疫細胞のひとつ白血球で、単球のマクロファージ、リンパ球、顆粒球という3種類の成分が含まれています。

食細胞・抗原情報伝達細胞と呼ばれるマクロファージは、病原体などの異物を食べ、その情報をリンパ球の細胞に伝えます。

リンパ球にはＴ細胞とＢ細胞、ＮＫ細胞が含まれます。Ｔ細胞には細胞や異物を攻撃するキラーＴ細胞、過剰な免疫反応を抑制する制御性Ｔ細胞、Ｂ細胞に情報伝達しキラーＴ細胞に攻撃命令を出すヘルパーＴ細胞があります。ＮＫ細胞は体内の異常を素早く察知して攻撃を開始する働きをしています。

顆粒球の中の好中球は病原体への強い消化・分解力、殺菌能力を持っています。

体を守る白血球の成分

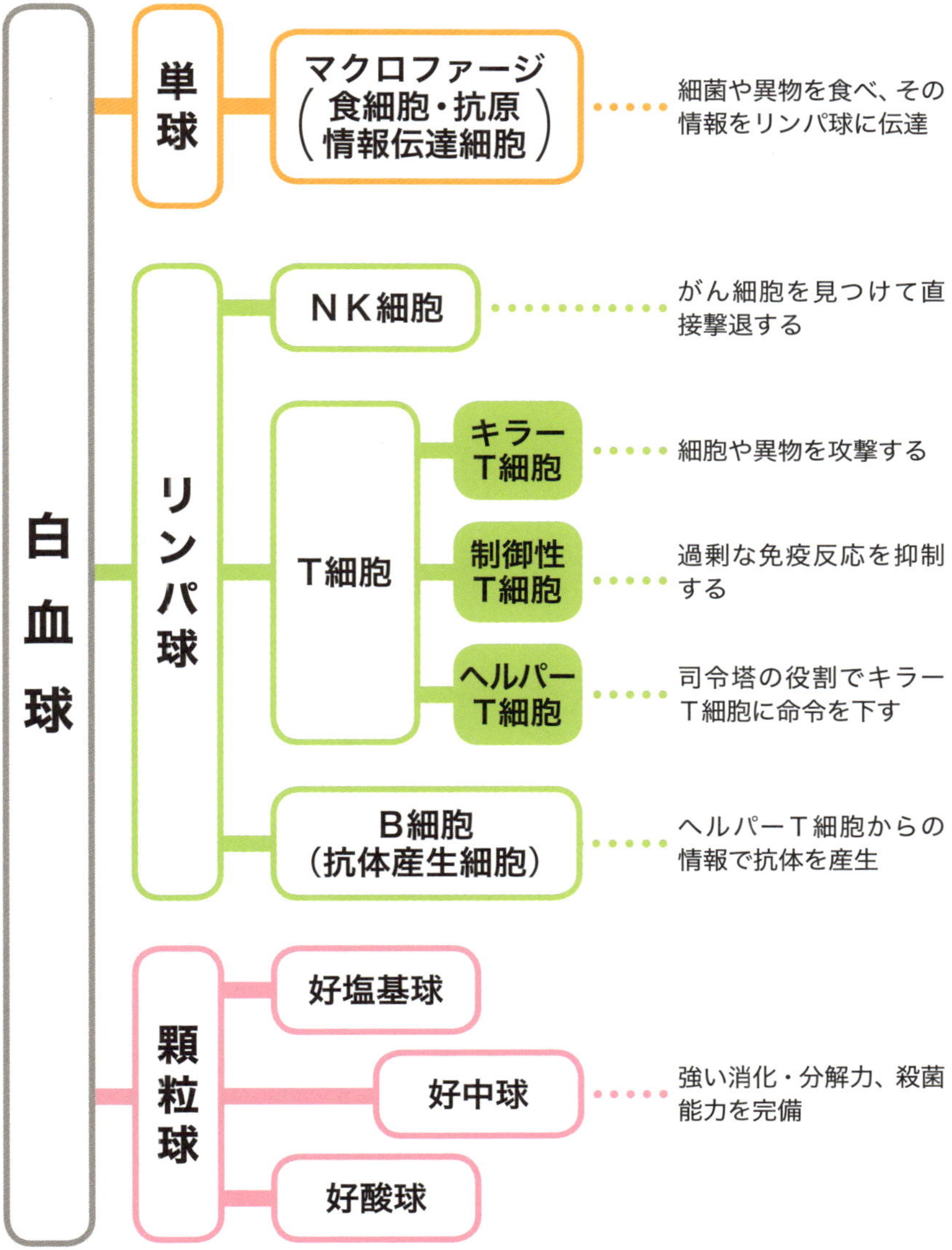
白血球
単球
マクロファージ（食細胞・抗原情報伝達細胞）
細菌や異物を食べ、その情報をリンパ球に伝達
リンパ球
NK細胞
がん細胞を見つけて直接撃退する
T細胞
キラーT細胞
細胞や異物を攻撃する
制御性T細胞
過剰な免疫反応を抑制する
ヘルパーT細胞
司令塔の役割でキラーT細胞に命令を下す
B細胞（抗体産生細胞）
ヘルパーT細胞からの情報で抗体を産生
顆粒球
好塩基球
好中球
強い消化・分解力、殺菌能力を完備
好酸球

10

小腸・大腸で集団生活をする"腸内細菌"

体の維持・活動に欠かせない食事ですが、実は人間にとって食べ物は異物です。腸は食べたものを体内に摂取していいかどうかを瞬時に判断します。また、侵入してきた病原体から体を守るために強い免疫力を発揮します。

このような働きをする腸に存在するのが、**パイエル板**など腸特有の**免疫組織**です。そして、この腸の免疫組織を活性化しているのが腸内細菌です。

腸内細菌は多種多様で、小腸には小腸特有の、大腸には大腸特有の細菌が、棲みやすい場所に集団で定住しています。消化吸収の中心で**十二指腸**から続く小腸の一部である空腸にはエンテロコッカス菌、パイエル板など免疫組織が多い回腸にはビフィズス菌が定住。大腸の下行結腸の上部では水と電解質を吸収し、下部では便をつくっていますが、酸素濃度がとても薄い嫌気性環境に適したビフィズス菌やバクテロイデス、大腸菌などが棲んでいます。

安住の地を持つ腸内細菌

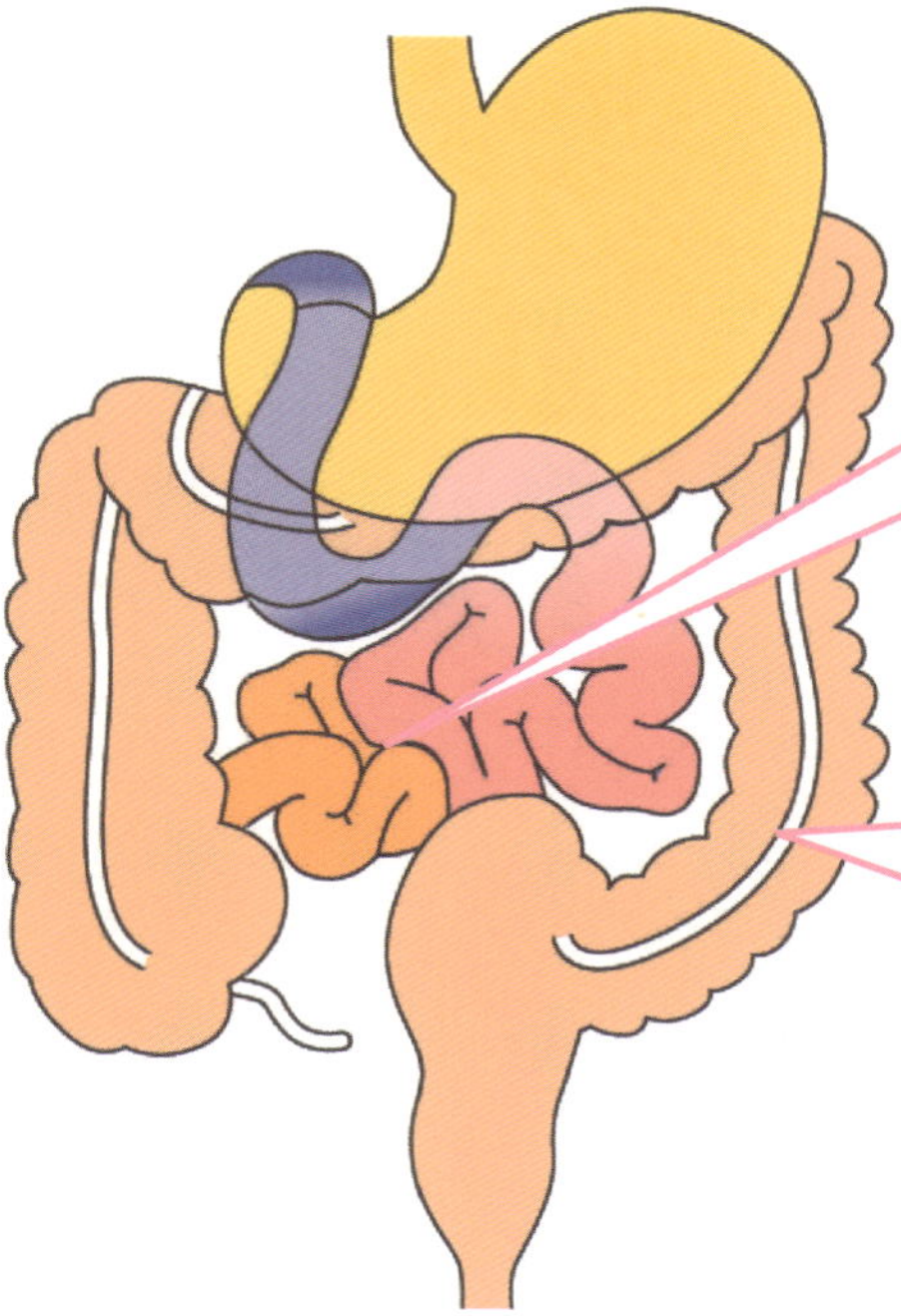

小腸には酸素が存在しやすく、この環境で生育できる乳酸桿《かん》菌やエンテロコッカス菌、ビフィズス菌が棲んでいる。

大腸はほとんど無酸素状態のため、この環境で生育できるビフィズス菌、バクテロイデス、ユウバクテリウムや文字通り大腸菌が棲んでいる。

一口メモ

消化管の中で、強胃酸の胃には菌が棲めないと思われていたが、今から40年程前、ピロリ菌の存在が明らかに。胃がん・十二指腸潰瘍の原因とされている。

11

日本人の腸内細菌は200種類、100兆個！

小腸には免疫細胞があり、小腸下部から大腸、直腸にわたっては大量の**腸内細菌**が棲んでいます。おなかの住人は、バクテロイデス、ユウバクテリウム、レンサ球菌、ビフィズス菌、大腸菌、乳酸菌、クロストリジウム、ウェルシュ菌など多種多様で、最新の遺伝子解析で判明した日本人の腸内細菌の数は２００種類、１００兆個。重さにすると約1〜2kgといわれています。腸内細菌は、菌種ごとに「**腸内細菌叢**《そう》」という〝なわばりの集落〟をつくり、腸壁にびっしり張りついています。その様子は色鮮やかで美しいお花畑のように見えるので「**腸内フローラ**」と呼ばれます。

腸内フローラの細菌類は、互いに密に連携し**免疫力**を活性化します。腸内には日々、新たな菌が侵入してきますが、すでに存在している腸内フローラが侵入者に攻撃を仕掛けて排除し、私たちを病気や不調から遠ざけています。

主な腸内細菌とその特徴

善玉菌	ビフィズス菌	乳酸菌の一種で、乳酸や酢酸などの有機酸をつくり、腸内環境を整える。ビフィズス菌のつくる強酢酸により悪玉菌の増殖を防ぐ。花粉症などアレルギー疾患への効果も期待される。
	ラクトバチルス	乳酸菌の一種で、カゼイ菌やガセリ菌などおよそ180以上あり、さらに、シロタ株やL-29株などの株菌に細分化される。それぞれの株によって働きが異なる。
日和見菌	ブドウ球菌	黄色ブドウ球菌、表皮ブドウ球菌、腐性ブドウ球菌など病原性を持つ菌が有名だが、これ以外は病原体から体を守っている。
	ユウバクテリウム	食物繊維をエサにして、酪酸、酢酸、乳酸、ギ酸などの代謝物をつくっている。
	レンサ球菌	乳酸菌の一種になるものもあるが、C型肝炎患者の腸内でアンモニアを産生することもあり、腸内環境悪化を招くこともある。
	バクテロイデス	基本的には病原性はないが、免疫力が低下して増えすぎると、さまざまな感染を起こすこともある。
悪玉菌	クロストリジウム	ボツリヌス菌やウェルシュ菌などの悪玉菌が多く属するグループ。食中毒ばかりでなく、発がん物質もつくる。
	大腸菌	ほとんどは無害だが、強い病原性を持つ病原性大腸菌も存在。血液や尿路系に侵入した場合は敗血症などを起こす。
	クレブシエラ	感染症などを引き起こすグループに属する。腸管内に棲みつくと免疫が過剰反応し、クローン病や潰瘍性大腸炎などの原因に。

12

善玉菌・悪玉菌・日和見菌 このバランスが重要

大腸で**腸内フローラ**をつくっている**腸内細菌**は、善玉菌の「アクチノバクテリア門」、悪玉菌の「プロテオバクテリア門」、日和見菌の「フィルミクティス門」・「バクテロイデス門」というグループに分けることができます。

善玉菌は体に役立つ物質をつくり、腸内の有毒物質を無毒化します。さらに腸内を酸性にして**免疫力**を活性化し、いい影響を与えます。反対に、悪玉菌は病気の原因になる有害物質をつくり出し、腸内をアルカリ性にして免疫力を下げ、悪い影響を与えます。日和見菌は、善玉菌と悪玉菌のどちらか優勢な方へなびきます。通常は無害ですが免疫力が低下すると悪玉菌に加勢するのです。

大切なのは腸内細菌のバランスです。人が最も健康で、体重管理もしやすい腸内フローラの黄金比率は、「善玉菌20％、悪玉菌10％、日和見菌70％」です。

このバランスを維持するために、大きな影響を与えるのが、日常の食べ物です。

腸内細菌の黄金比は7対2対1

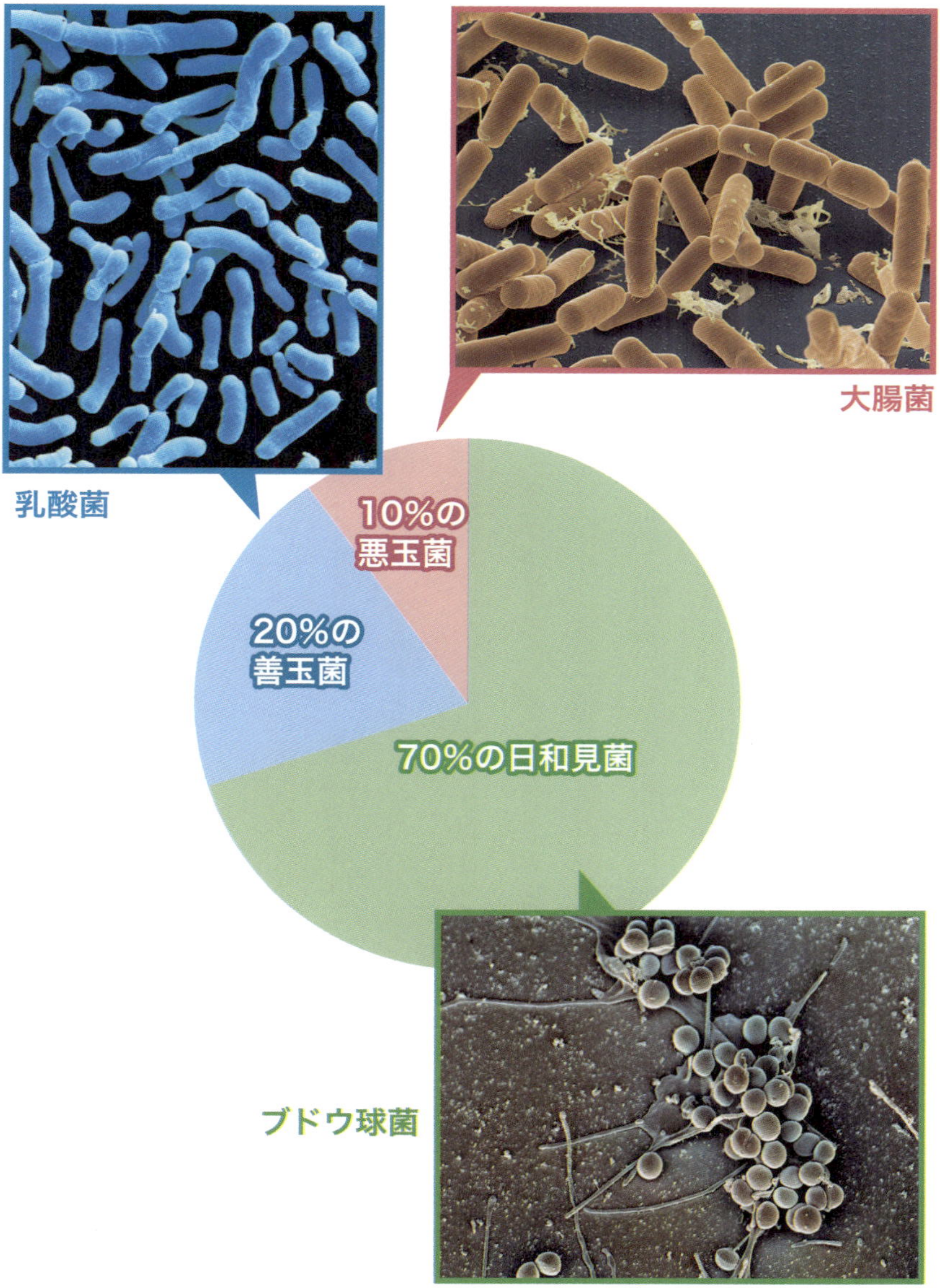

13

腸内細菌は同級生!? 年齢とともに変化する

若いころは胃腸が丈夫だったのに、年を重ねてなんとなく調子が変わってきたという人は少なくありません。腸内環境は年齢とともに変化します。

生まれた直後は大腸菌などの**悪玉菌**が多いものの、すぐにビフィズス菌などの**善玉菌**が増えます。授乳中はすべての腸内細菌のうち、母乳育児の新生児で99・7%、人工乳育児で90%をビフィズス菌が占めるようになります。離乳後には善玉菌は10~15%に下がり、悪玉菌や**日和見菌**も増えて、**腸内フローラ**の原型ができます。その後は成人期まであまり変化しないとされています。

50歳をすぎたころから腸の働きは鈍くなり、腸内の善玉菌の割合が減り、悪玉菌が増える傾向が見られます。ところが近年、若い人の中にも悪玉菌が増えて腸内環境が悪化し、腸が老化している人が多くなっています。原因は乱れた食事やストレスの多い生活。老化が気になったら、生活改善をしてください。

腸内細菌の年代別推移

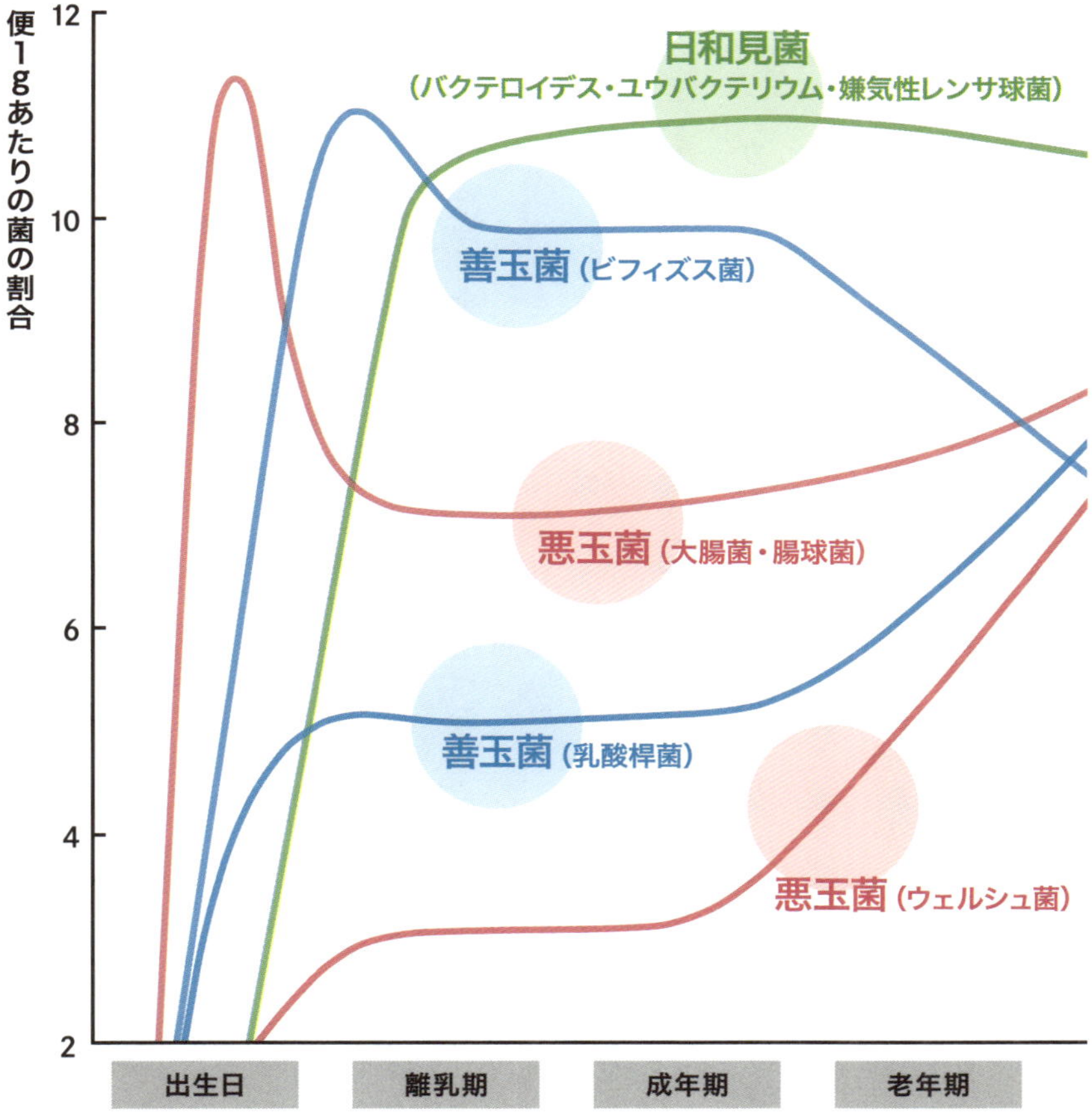

出典：光岡知足『ウェルネス・レター』No.4 2003年をもとに編集部で作成

腸内環境の悪化は老化システムのひとつかもしれないが、健康・長寿を願うなら、腸内環境を整える努力が必要だ。

14

“便”を見れば腸内細菌のバランスがわかる

腸内細菌は目には見えない小ささですが、その状態を自分自身で毎日チェックできる優れたモノがあります。それは便です。便は**腸内フローラ**の様子を知らせてくれる体からの重要なメッセージです。

食べ物を食べると、消化・吸収され、約24～72時間後に便として排泄されます。健康な便は水分が75％、水分以外のものは、食べ物のカス、はがれた**腸粘膜**、腸内細菌とその死骸などの固形物です。つまり、このバランスによって便が硬くなったり柔らかくなったりするのです。

便秘のときは**善玉菌**が少なく、**悪玉菌**が優勢になっています。また、排便があってもにおいが強いときも、腸内細菌のバランスが崩れ悪玉菌が増加していると考えられます。増えすぎた悪玉菌が腸内のタンパク質を腐らせて、アンモニアや硫化水素などキツイにおいの有害物質をつくり出すからです。

便の状態をチェック

理想的な便は真ん中のバナナ状の便。毎日チェックしよう。

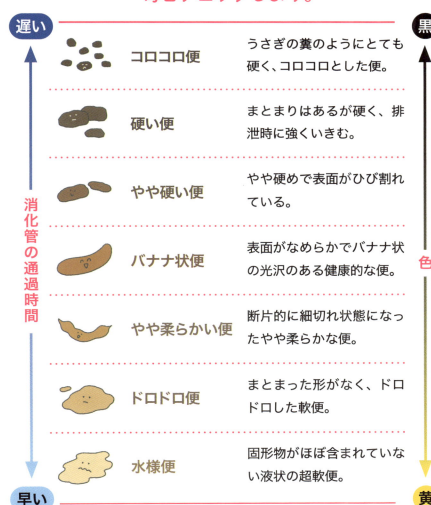

消化管の通過時間：遅い ↑ ↓ 早い
色：黒 ↑ ↓ 黄

	便の状態	説明
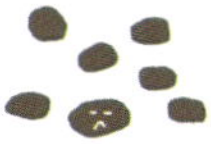	コロコロ便	うさぎの糞のようにとても硬く、コロコロとした便。
	硬い便	まとまりはあるが硬く、排泄時に強くいきむ。
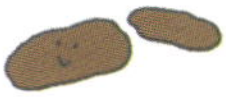	やや硬い便	やや硬めで表面がひび割れている。
	バナナ状便	表面がなめらかでバナナ状の光沢のある健康的な便。
	やや柔らかい便	断片的に細切れ状態になったやや柔らかな便。
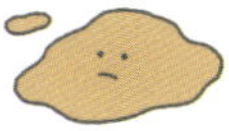	ドロドロ便	まとまった形がなく、ドロドロした軟便。
	水様便	固形物がほぼ含まれていない液状の超軟便。

強化コラム

幸せは腸がつくっている！

“心”や“感情”は、脳内にある神経伝達物質の働きと深い関係があり、幸福感や安心感をもたらす代表的な神経伝達物質の「セロトニン」は、「幸せホルモン」とも呼ばれています。実は、体内にある約10㎎のセロトニンは、腸に約90％、血液中に約８％、脳に約２％と、脳より腸に多く分布しているのです。

なぜなら小腸にはセロトニンを合成する能力を持つ細胞があるから。そしてこれは腸内細菌の働きによって活発になり、セロトニンのもととなる物質を量産します。つまり腸内環境がよければ、十分にセロトニンが分泌され、安らぎや幸せを感じやすくなり、腸内環境が悪く、セロトニンが不足すると、イライラや不安におそわれます。幸せは腸がつくっているといえるのです。

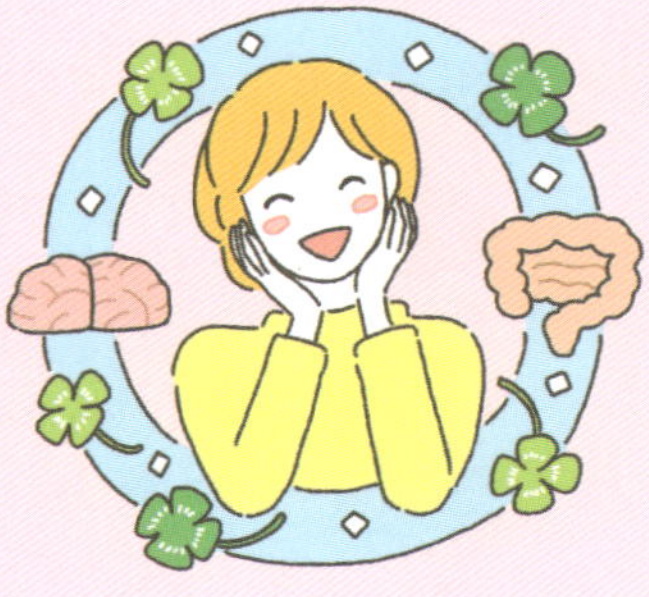

第2章

押さえておきたい

免疫力が下がると現れる不調

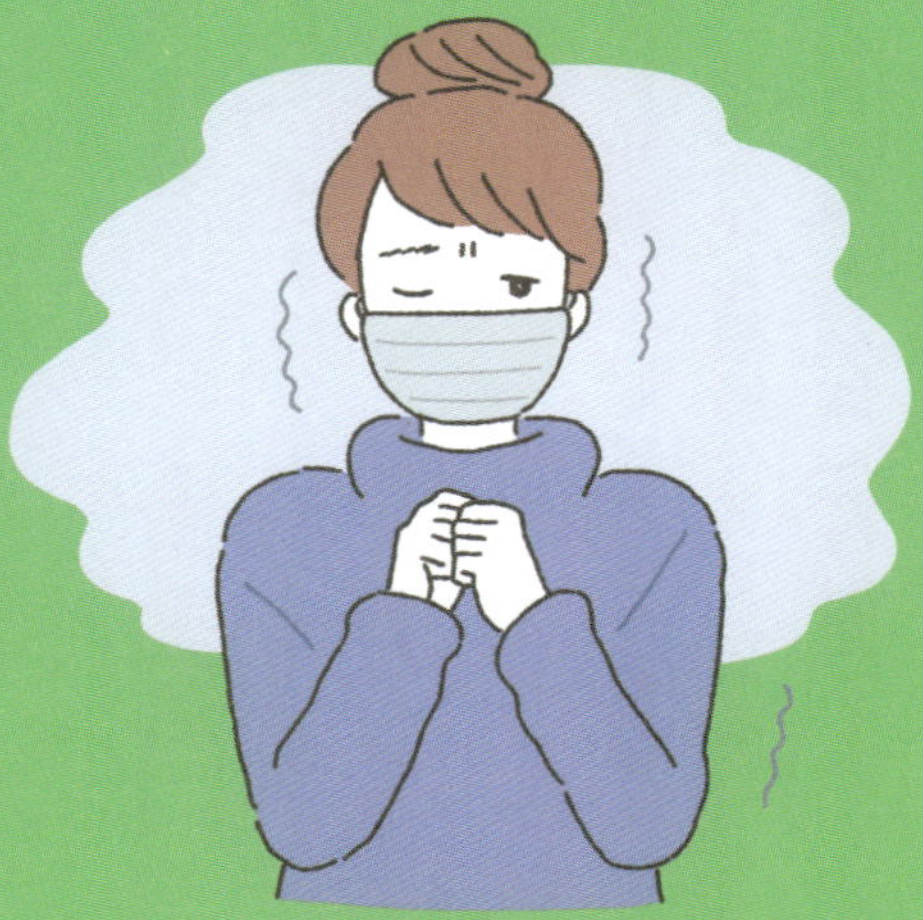

15 生まれながらにして持っている"自然免疫系"

私たちの体を病気や不調から守る免疫には、「自然免疫系」と「獲得免疫系」の2種類があります。まず、第1段階として、生まれつき持っている自然免疫系が働いて防御します。それでも追いつかなくなると、緊急部隊として第2段階の獲得免疫系が稼働しはじめます。

自然免疫系には「ＮＫ細胞」「マクロファージ」「好中球」と呼ばれる免疫細胞があります。ＮＫ細胞は常に体中をパトロールして、**がん細胞**などを見つけて攻撃、破壊します。アメーバのような形状のマクロファージは「**食細胞**」とも呼ばれ、体内に侵入した細菌や死んだ細胞などの異物を見つけると捕まえ、食べて撃退します。また、食べた異物の情報を捉えて、獲得免疫系の「**T細胞**」に伝達し、次の攻撃の準備も促しています。細菌や真菌などを食べる好中球は「**ミクロファージ小食細胞**」とも呼ばれ、やはり異物を食べて撃退します。

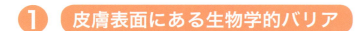

自然免疫系４段防御システム

1. 皮膚表面にある生物学的バリア
2. 皮膚、粘膜の機能的バリア
3. 体液中のバリア
4. 好中球、マクロファージの集合

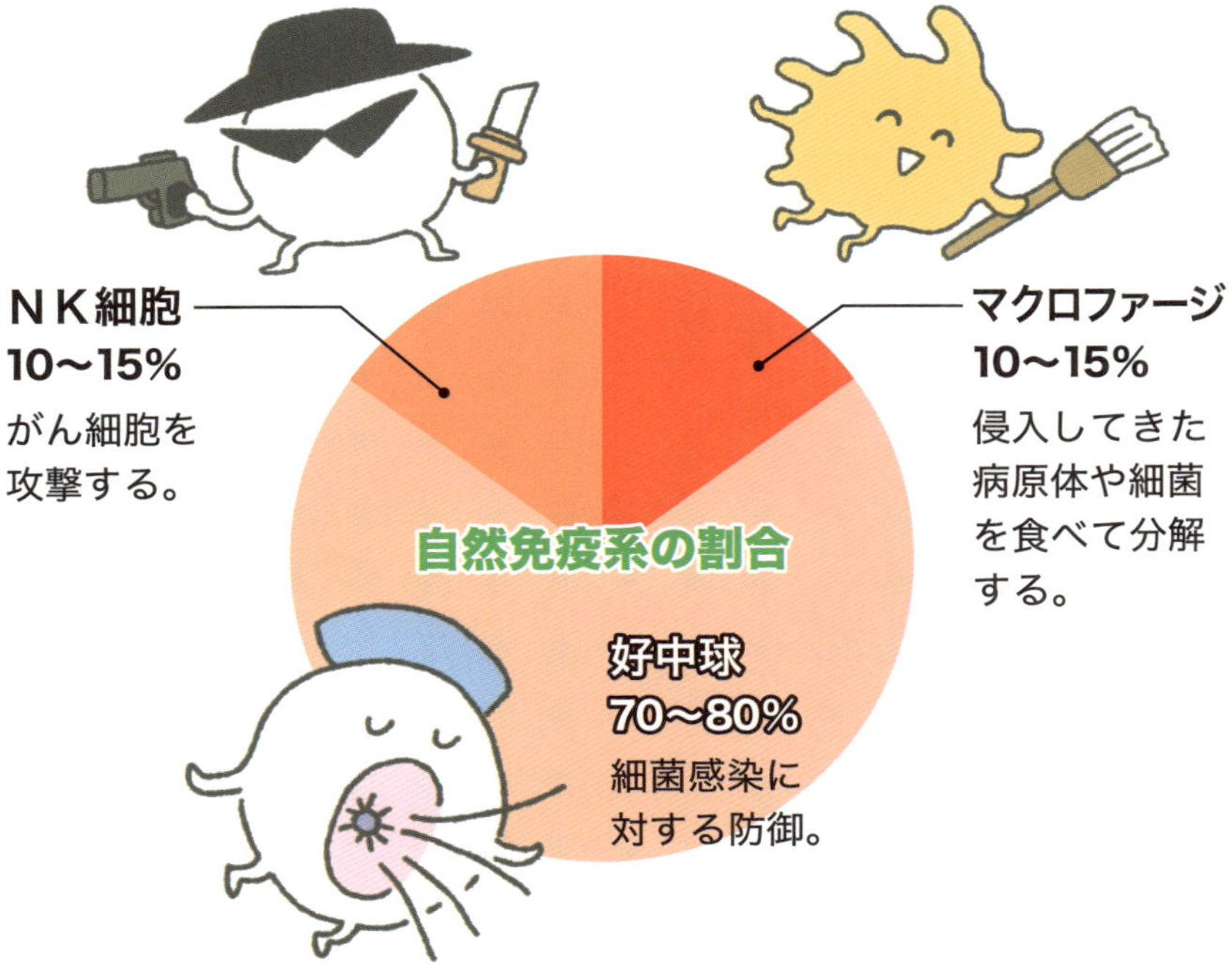

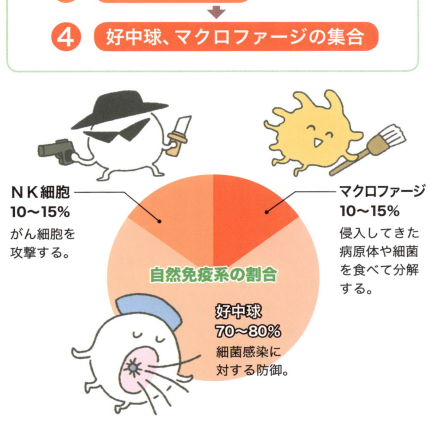

16 病原体や細菌と交わることで得られる〝獲得免疫系〟

生まれつき持っている**自然免疫系**に対して、生まれたあとに病原体や毒素などの異物と接して得るのが獲得免疫系です。自然免疫系で対応しきれない状況になると、獲得免疫系が働きはじめます。

獲得免疫系の主な働き手は、抗体をつくり出すB細胞、そしてマクロファージなどから病原体などの情報を受け取り、攻撃能力を備えたT細胞です。T細胞は、キラーT細胞とヘルパーT細胞、制御性T細胞の3つに分かれており、それぞれの働きをしています。

獲得免疫系は、一度でも接した異物についての情報を記憶していて、素早く強力に攻撃します。それまでに接したことがない病原体や毒素に対しては、抗体をつくり、情報が整えば攻撃を開始します。このような獲得免疫系の免疫反応を利用したのが、インフルエンザやはしか、風疹などのワクチンです。

緊急対応型の獲得免疫系

獲得免疫系の４つの特徴

- 病原体を見分けられる
- どんな病原体でも攻撃
- 自分の体は攻撃しない
- 免疫記憶がある

獲得免疫系反応の仕組み

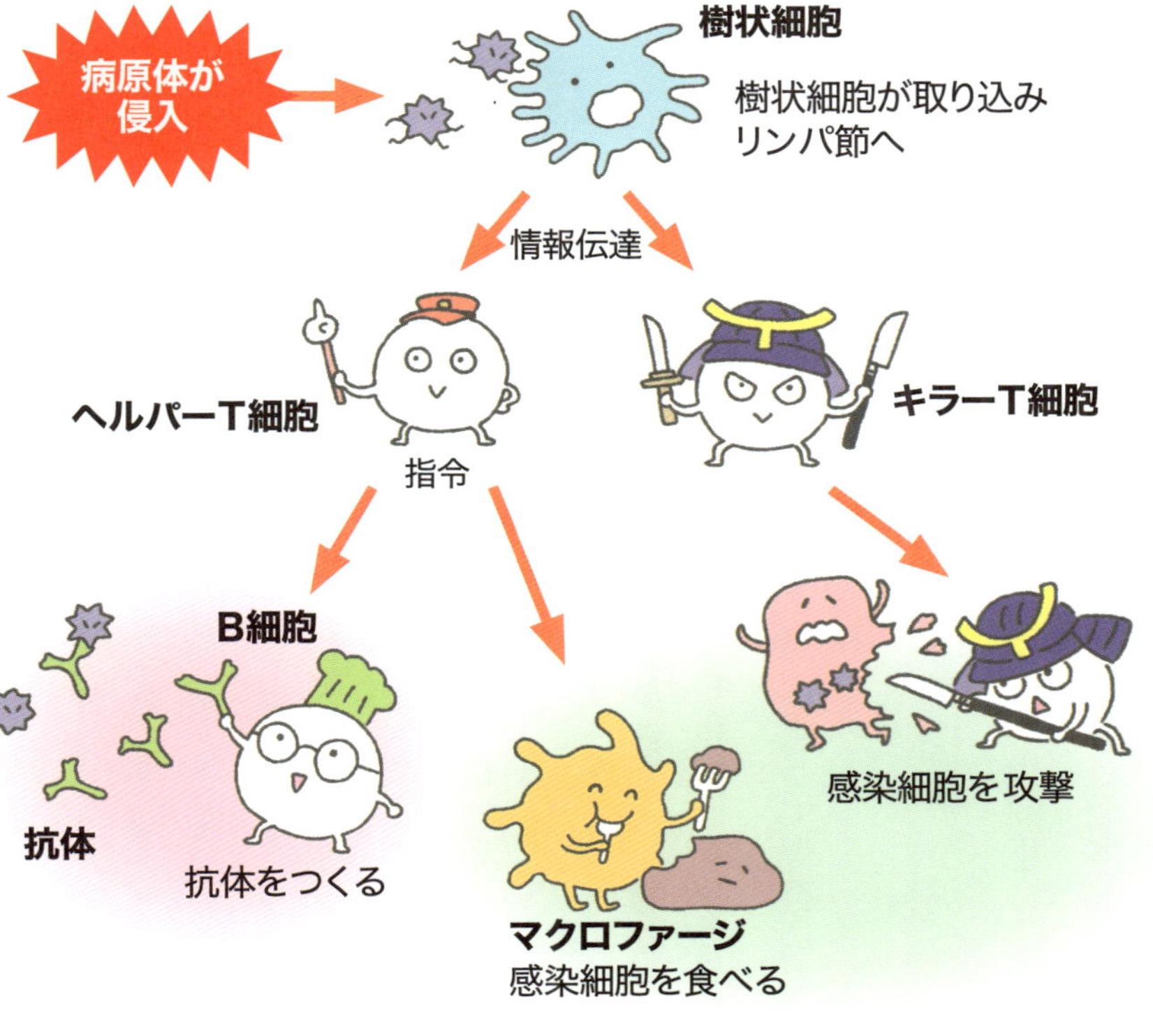

17 免疫力の7割は腸で、3割が心で生まれている

私たちの体を病気や不調から守る免疫力は、70％が腸でつくられ、30％は心でつくられているといわれています。

腸には全身の免疫細胞のうち約70％が集まっています。特に大腸粘膜に多く分布しています。この免疫細胞を活性化するのが**腸内細菌**で、その種類と数を増やすと免疫力が上がります。そのためのキーポイントは食生活です。**植物性食品**（穀類、野菜類、豆類、果実など）、**発酵食品**（納豆、キムチ、ヨーグルトなど）、**食物繊維**や**オリゴ糖**などを含む食品を食べること、そして保存料など食品添加物を控えることが大切です。

3割を占める心も重要です。**自律神経**が関わっているといわれますが、まずは笑って楽しくすごし、ものごとをポジティブに考えましょう。規則正しい生活、適度な運動、自然との触れ合いでも免疫力は上がります。

腸と心で決まる免疫力

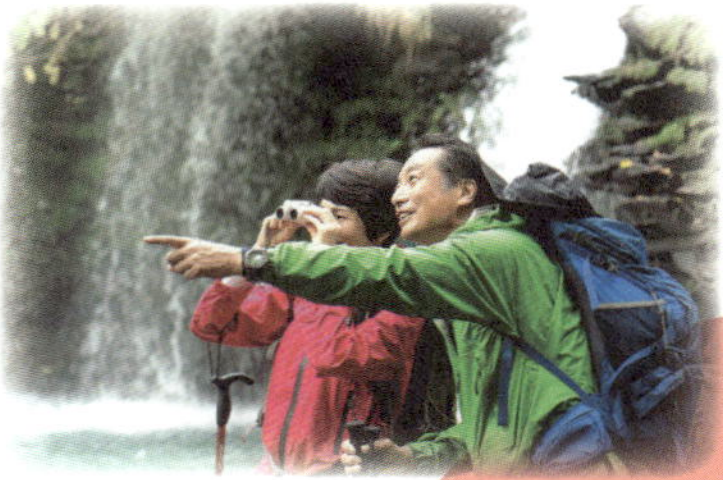

腸が
70%

- バランスのよい食事
- 発酵食品を摂る
- 食物繊維を摂取
- オリゴ糖の摂取
- 適度なアルコール
- × 食品添加物

心が
30%

- 楽しく笑う
- プラス思考
- 適度な運動
- 規則的な生活
- 自然と触れ合う
- ストレスを回避

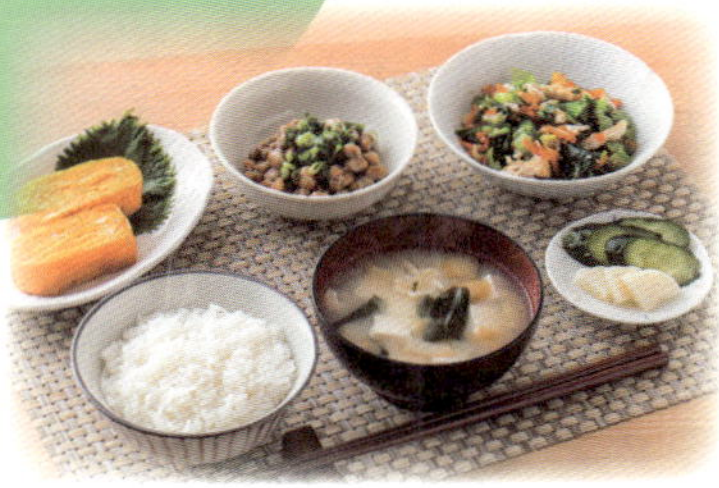

免疫力の要は腸だが、あと少しを埋める存在が心。ストレス社会の現代だからこそ、リラックスを心がけたい。

18 免疫力ある○ ない× 今の状態をチェック！

免疫細胞は腸に70％あるとか、腸内細菌が免疫を支えているとか解説してきましたが、実際、あなたは今、免疫力があるのかないのか知りたいのではないでしょうか。

現代は、いつでも食べたいときに食べ物が買えたり、ＳＮＳで誰とでも情報を共有できたり、とても便利な時代になっています。しかし、その半面、それらのことから出てくる食生活の乱れ、新たな悩みや心配事の増加で、**心**や体のストレスは**自律神経**の働きを狂わせ、免疫力の低下につながっています。そして、衛生環境が整った今は、昔と比べて病原体に触れる機会も少なくなりました。このことも免疫力の低下の原因といえます。

次ページのチェック項目で今の自分の状態を知って、今後の生活改善に生かし、新型コロナウイルスにも負けない免疫力を身につけてください。

	チェック項目	チェック欄
1	検査で総コレステロール値が180mg/dL以下だ	□
2	体温は36.0℃に満たない	□
3	食欲がない、または、食べすぎている	□
4	食事は30分以内に完了、食べるスピードが速い	□
5	食事はほとんどひとりで食べている	□
6	ヨーグルト、納豆などの発酵食品はあまり食べない	□
7	きのこ類は苦手で食卓に上らない	□
8	肉や魚など、動物性食品はほとんど食べない	□
9	禁煙、禁酒、ダイエットなどで好きなものをガマンしている	□
10	サプリメントや常備薬がないと不安になる	□
11	ストレスを感じやすい	□
12	几帳面で完璧主義者だ	□
13	人にいえない秘密を抱えている	□
14	悲しいことや嫌なことをいつまでも引きずる	□
15	人と話すのが苦痛	□
16	何でも話せる友達がいない	□
17	最近あまり笑っていない	□
18	緊張感のない生活を送っている	□
19	集中力がなく、すぐに飽きてしまう	□
20	夜型の生活だ	□
21	一日中、パソコンやスマートフォンに向かっている	□
22	外に出るのがおっくうで、お日様を浴びていない	□
23	趣味らしい趣味がない	□
24	運動習慣がなく20歳のころから5kg以上増えている	□
25	シャワーだけで湯船にはつからない	□

← 結果は50ページ

診断結果

0個～5個　免疫力は高いでしょう

免疫力は高いですが、1と24に該当した場合は、少しでも体を動かす習慣をつけましょう。エレベーターを階段にするだけでもいい運動になります。

6個～10個　免疫力は人並みです

現代社会においてはストレスも多いですから、11～17に多くチェックが入ったら、ストレス発散をしてください。ストレスが重なると免疫力も下がります。

11個～15個　免疫力は低下傾向です

かぜをひきやすかったりしませんか？　3～8に多くチェックが入ったら、第3章を参考に食生活改善を。21～24にチェックが多かったら積極的に運動を。

16個以上　免疫力がピンチです

免疫力は弱っています。このままでは新型コロナウイルスに負けてしまうかもしれません。第3章・第4章を参考に生活改善をして、免疫力を味方にしてください。

チェック項目は49ページ ➡

体に現れる免疫力低下のサイン

- 口内炎がたびたびできる
- かぜをひきやすく、ひいたら長引く
- 吹き出ものやひどい肌荒れを起こしている
- 傷ができたらなかなか治らない
- 下痢や便秘になりやすい
- 眠れない。眠ってもすぐ起きてしまう
- 体の冷えを感じる
- 心が沈み笑うことができない

19

免疫力を下げる5つの要因

免疫力があるか、ないかのチェックはいかがでしたか？　**免疫力**が低下している人も低下していない人も、免疫力が低下する理由は知っておきたいはず。免疫力が低下する要因としては次の5つがあげられます。

要因①　加齢により20歳をピークに免疫力低下
要因②　偏った食生活による免疫力低下
要因③　ストレスによる免疫力低下
要因④　不規則な生活習慣による免疫力低下
要因⑤　安易な薬の常用による免疫力低下

①については、自然現象ですから食い止めることは難しいですが、②〜④は自分で行動を起こせば、免疫力の低下を防ぐことができるものばかりです。

第3章と第4章を参考に、免疫力をアップしてください。

加齢による免疫力低下

免疫力は20歳をピークに下がっていきます。その原因はＮＫ細胞の働きが低下してしまうためです。高齢になるほどがん患者が増えてくるのはこのためと考えられます。

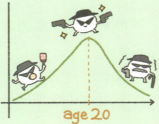

年を重ねてもなお、ＮＫ細胞の働きの低下を防ぎ、できるだけ高めるような努力をしたいものです。

対策は笑うこと

ＮＫ細胞の活性には笑うことがいいと科学的に証明されています。がん患者に吉本新喜劇を見てもらい、血中のＮＫ細胞の活性を調べたところ、70％以上が活性化されたという実験報告も。「毎日ひと笑い」しましょう。

食生活による免疫力低下

　幼いころからの食習慣を直すのはなかなか難しいものがあります。さらに、「年を取ったら、野菜中心の粗食を」というのも真っ赤なウソ。免疫細胞をつくっているのはタンパク質です。タンパク質が不足すれば免疫力は低下します。

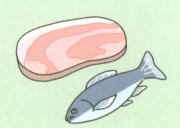

　年を取ってからこそ、十分に肉や魚を食べてください。

対策は食事内容

肉を食べると便秘するという人もいますが、そういう場合はきのこ類やキャベツなど、食物繊維が多い野菜と組み合わせましょう。

　50歳をすぎたら、タンパク質と食物繊維多め、ごはんなどの糖質はカットと覚えておいてください。

ストレスによる免疫力低下

免疫系の中心ＮＫ細胞は、ストレスにとても弱い、デリケートな細胞です。ラットの実験で、子育て中に親子を引き離すと、親ラットのＮＫ細胞の働きは低下し、母親と一緒にいたラットまでＮＫ細胞の働きが低下したというのです。ストレスは周囲を巻き込むものなので、注意したいものです。

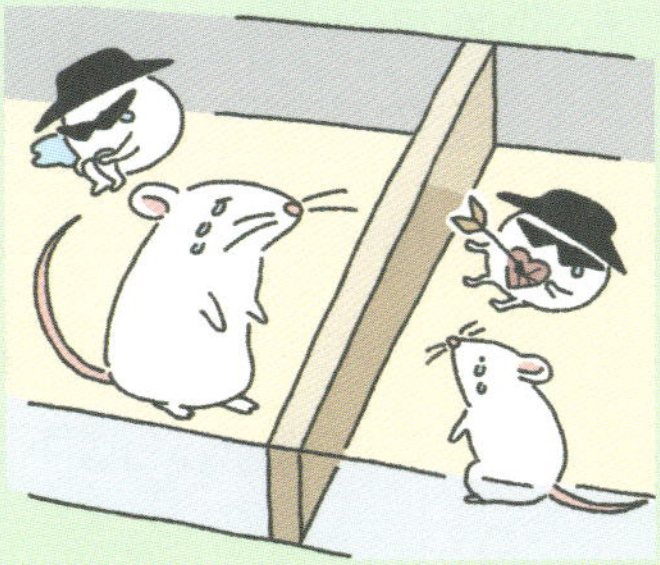

対策はプラス思考

少しでもプラス思考になるために、１日の最後、寝る前に自分の気分が上がることをしましょう。好きな映画を観る、笑えるコントを見る、ペットと遊ぶ、何でもＯＫ。そうすれば、悩んでいたことも自然に忘れ、よく眠れますよ。

生活習慣による免疫力低下

昭和の半ばころまでは、人々の生活リズムは、朝がきたら起きて夜がきたら寝る、というものでした。しかし、現代人は夜型化が進み交感神経が活性化しっぱなしで休めません。

昔の生活に戻れとはいいません。ただ、人には体内リズムがあり、これが崩れると免疫力は確実に低下します。

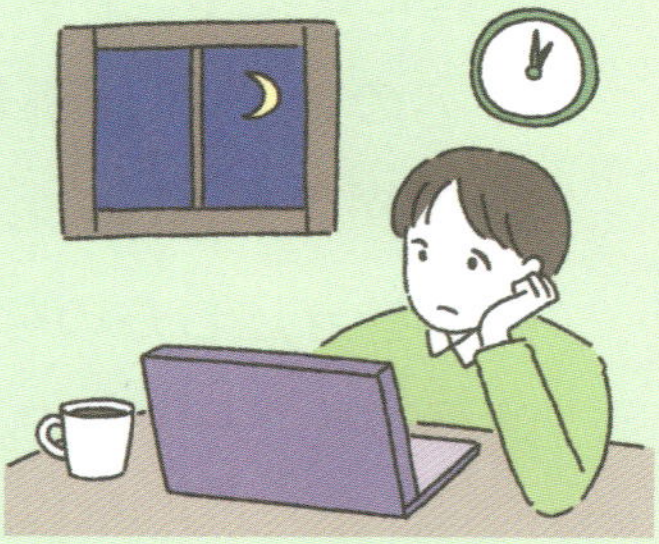

対策は夜寝る

夜型生活をしている人は、まず、パソコン・スマートフォンの電源を夜10時になったら切ることからはじめてください。

ゆっくりお風呂に入り、リラックスして入眠準備をしましょう。

薬の常用による免疫力低下

市販の頭痛薬や下痢止め薬は緊急時には非常に便利ですね。また、免疫力でもあらがなえないような、最強の敵には効果もあります。しかし、薬の安易な服用は危険です。本来、体に備わる免疫力が体をウイルスや細菌から守っていますが、薬によってこの免疫力が低下してしまいます。特に、抗生物質は腸内の善玉菌を死滅させます。

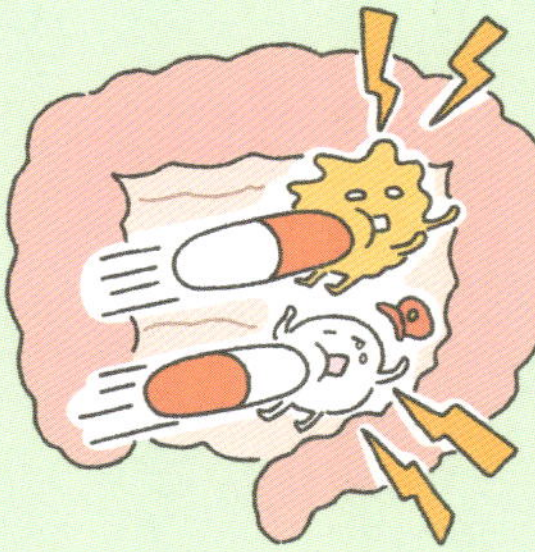

対策は意識変化

安易に薬に頼らず、自分の免疫力の強化に取り組む意識が大切です。

自分の免疫であれば副作用の心配もありません。ぜひ本書を活用し、免疫力アップに役立ててください。

20

免疫力を上げれば、体の不調は改善する！

49ページの免疫力チェックの結果はどうでしたか？　すでに51ページのようなサインは出ていませんか？

免疫力が下がる原因として、加齢、食生活、ストレス、生活習慣、薬の服用が大きいと述べてきました。原因がわかっているのですから、49ページで免疫力が下がっているという結果が出てしまった人でも、今から免疫力を上げることは十分可能です。

ここでポイントとなってくるのが、食生活、ストレスへの対策、生活習慣です。しかし、ストレスを解消して、早寝早起きで良質な睡眠を取って、軽い運動をして……。一度にあれもこれもとやっていたら長く続けることができません。免疫力の70％は腸が担っていますから、まずは食生活を整えることからはじめましょう。そうすれば免疫力は上がり、さまざまな不調も改善できます。

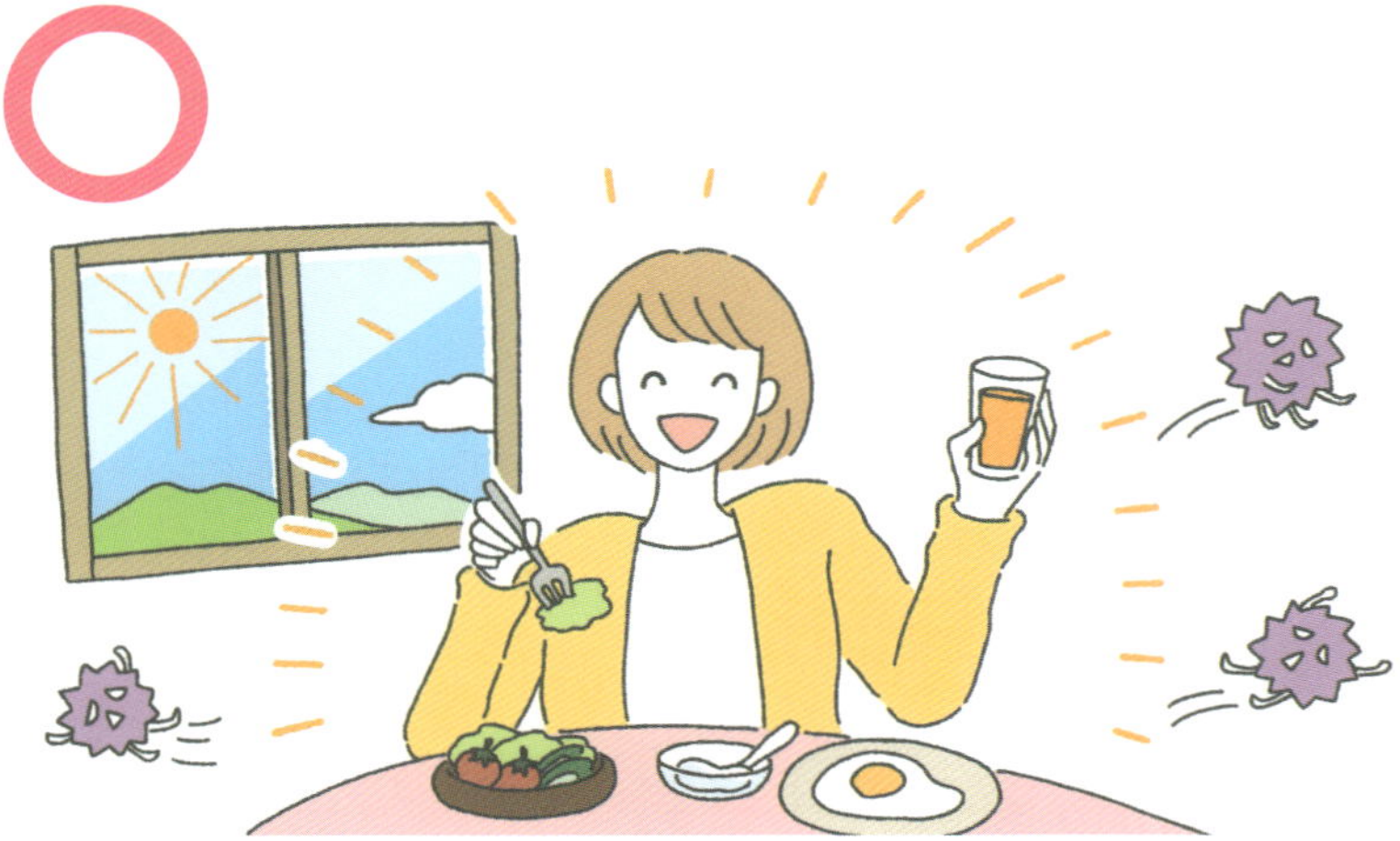

バランスのいい食生活、十分な睡眠、適度な
運動をしていれば免疫力は上がる。

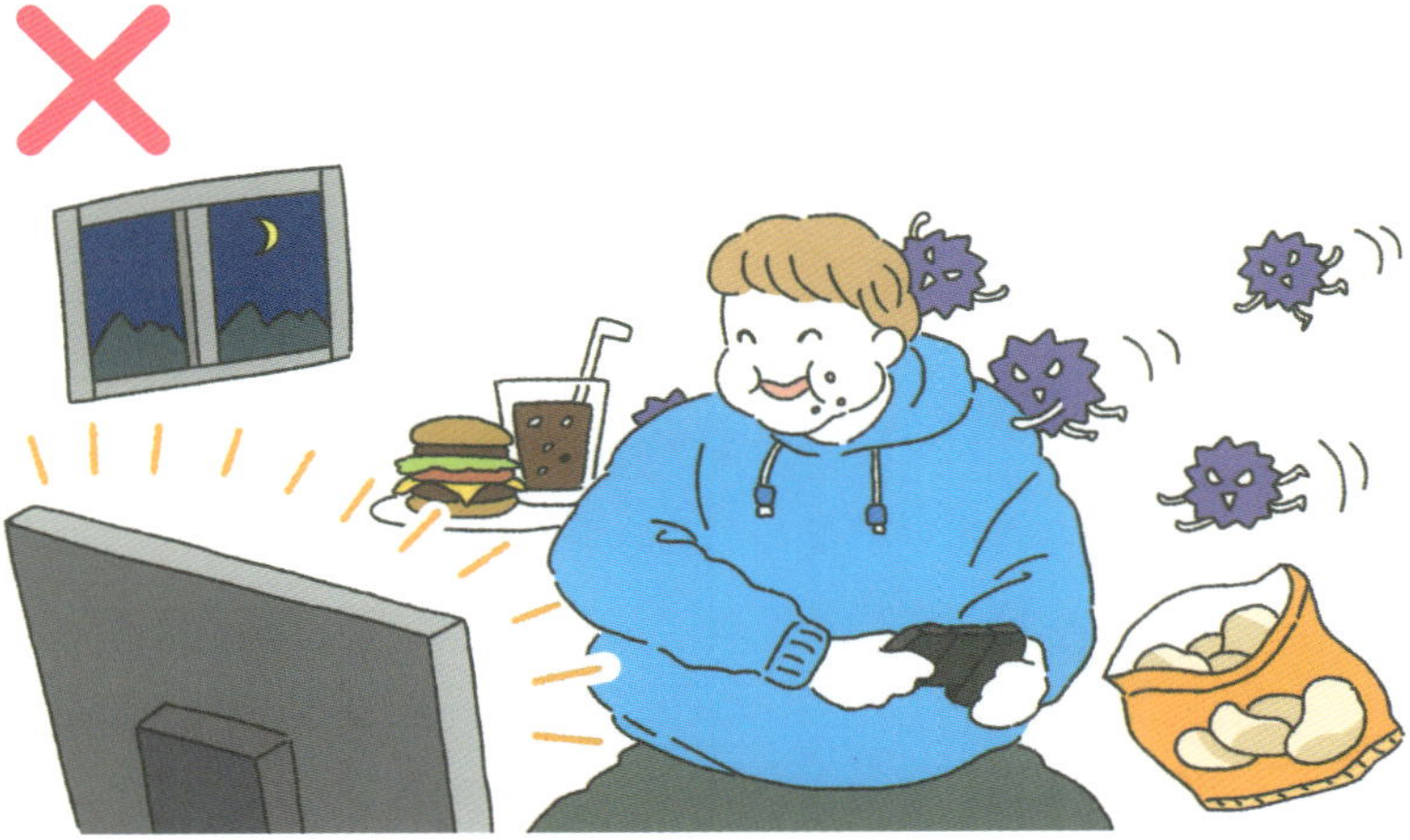

加工食品・インスタント食品の摂取や夜型生活、
運動不足では免疫力は下がる。

免疫力アップで予防できる主な疾患

がん

免疫力を上げることでＮＫ細胞は活発に。１日に3000～5000個生まれるがん細胞をＮＫ細胞がいち早く発見し退治して、がん化を防ぐことができるのです。

生活習慣病

免疫力が高ければ、コレステロールに関連した脂質異常症や糖尿病の合併症も抑えることができ、生活習慣病の予防に。生活習慣の見直しもお忘れなく。

胃潰瘍

免疫細胞を活性化することで、胃潰瘍の原因となるピロリ菌を撃退します。胃潰瘍の緩和ばかりでなく、胃がん予防にもつながります。

インフルエンザ

免疫細胞の中のＢ細胞は、病原体の特徴を記憶できるため、再度侵入した場合は速やかに攻撃します。自己免疫が上がれば、予防接種の効き目もよくなります。

ノロウイルス・病原性大腸菌O157

ウイルスや細菌の感染症には、腸管免疫が対抗します。発熱や嘔吐などのつらい症状が出る前に、ノロウイルスや病原性大腸菌O157も抑え込むことができます。

アレルギー性疾患

花粉症やアトピー性皮膚炎など、免疫が過剰に反応して起こるアレルギーは、免疫細胞のバランスを整えれば、症状を軽減させることができます。

強化コラム

腸内細菌の“モレ”にご用心！

「人の血液の中を生きた腸内細菌が巡っている」2014年、こんな衝撃的な研究報告が順天堂大学とヤクルト中央研究所の研究グループから発表されました。腸に小さな穴があき、腸内細菌だけでなく、未消化の栄養成分、毒素、腐敗物、微生物、病原体などが、血液中にモレる人が増加しているというのです。

腸に穴があくと、本来処理されなけらばならない有害物質が血液で体中に運ばれ、たどり着いた先で炎症を起こすのです。体は気づかないうちにダメージを受け、疲労・倦怠感、皮膚炎、ついには心筋梗塞、脳梗塞、がんなどの発症につながることがわかってきました。モレは悪玉菌が増え、弱った腸から起こります。腸を丈夫で良好な状態に保ち、モレ予防をしましょう。

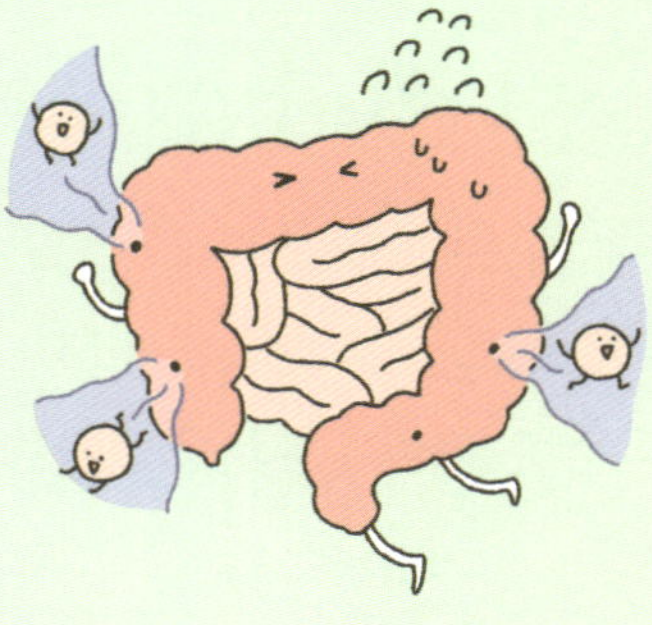

第3章

免疫力を上げるには

腸が喜ぶものを食べる

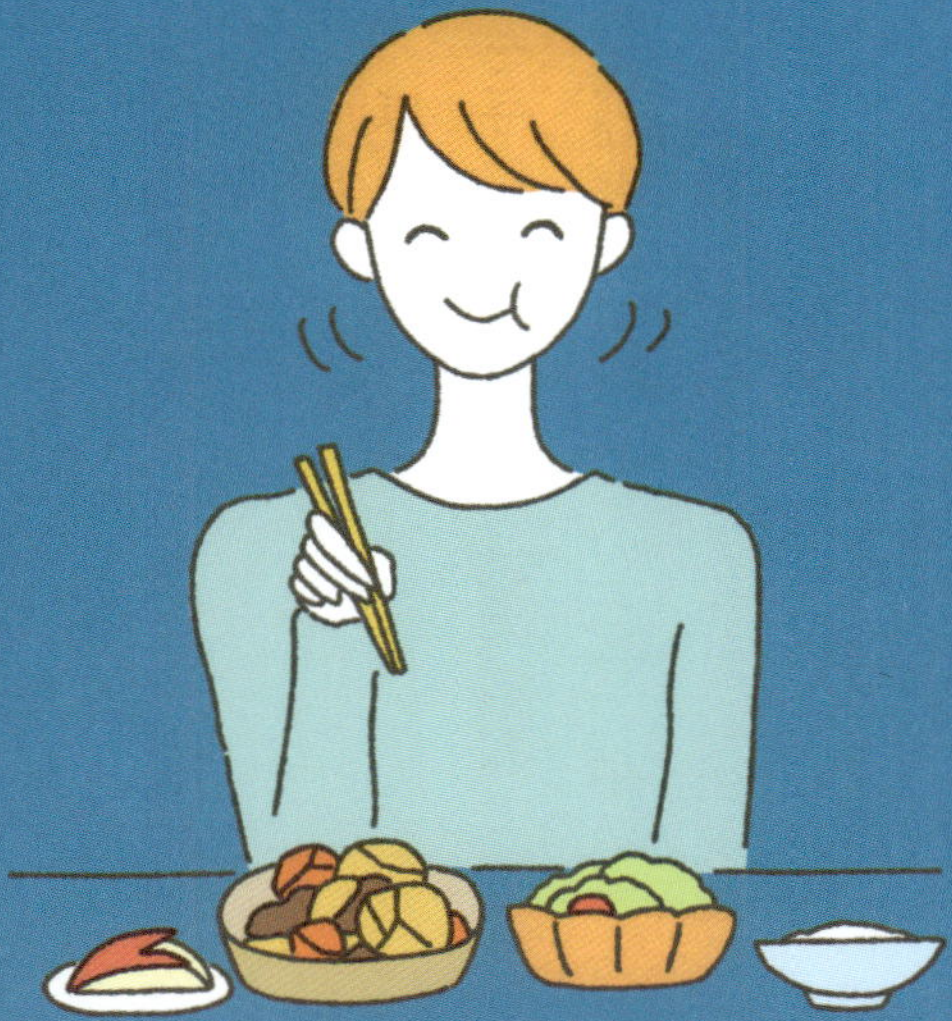

21

十人十色、人それぞれに違う腸内環境

腸内フローラの様子は、人それぞれ違っていて唯一無二のもの。国際的な遺伝子解析の研究では一卵性双生児でも違うことがわかっています。また、乳幼児期にできた**腸内フローラ**の原型は、ほぼ一生変わらないといいます。

腸内フローラのでき方に、最も大きな影響を与えるのは母親の**腸内細菌**です。

誕生時、赤ちゃんは母親の産道にある腸内細菌などに接触。このとき、細菌が赤ちゃんの腸内に入って増殖するのです。また、赤ちゃんは生まれた瞬間から大量の細菌と接し、腸や**皮膚**、**気道**などで繁殖させ、3歳ごろまでに腸内フローラの原型がつくられるといわれます。授乳や抱っこなどのスキンシップ、また祖父母、兄弟姉妹、近所の人など多勢の人と接することで、多種多様な細菌を受け取り、立派な腸内環境をつくることができます。あちこちさわった雑菌だらけの指をしゃぶるのも、美しい腸内フローラづくりに一役買っているのです。

美しい腸内フローラをつくる6つの技

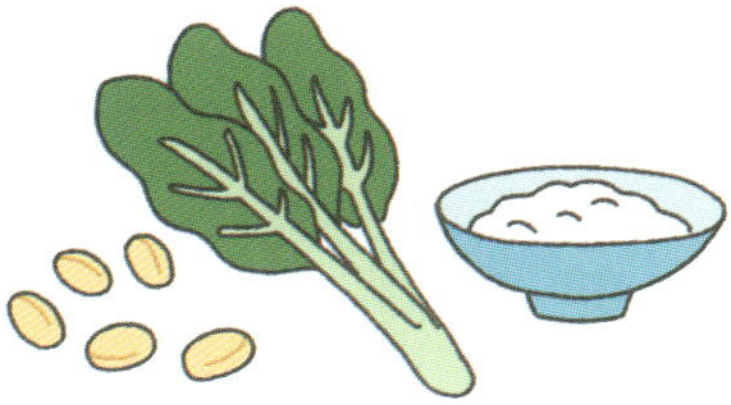

❶ 野菜類、豆類、穀類などを摂る

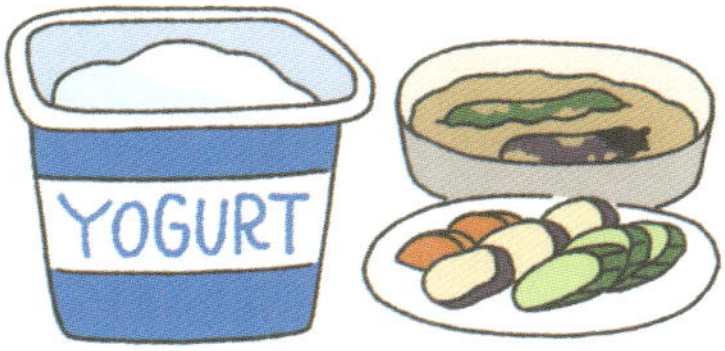

❷ 発酵食品を摂る

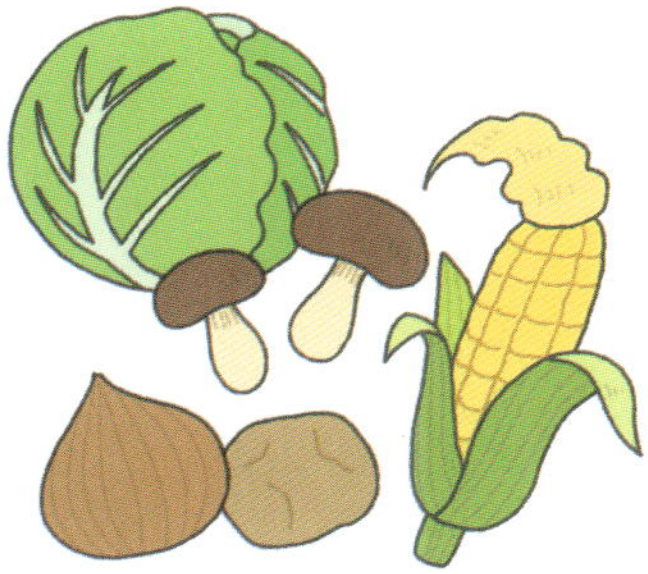

❸ 食物繊維やオリゴ糖を摂る

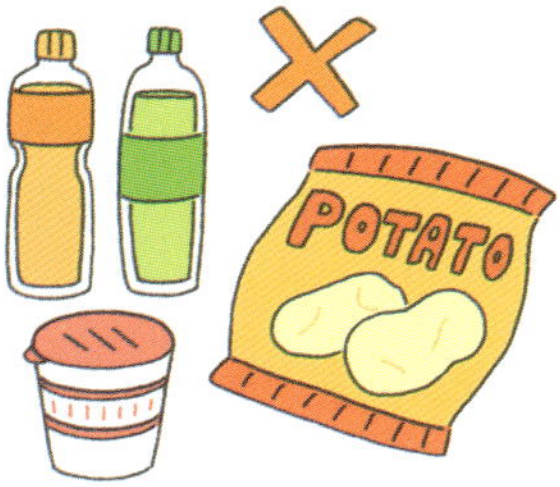

❹ 加工食品・食品添加物を避ける

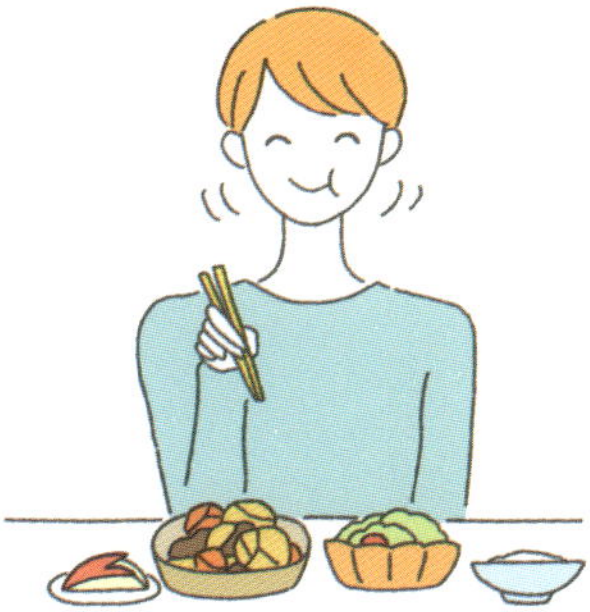

❺ よく噛んで食べる

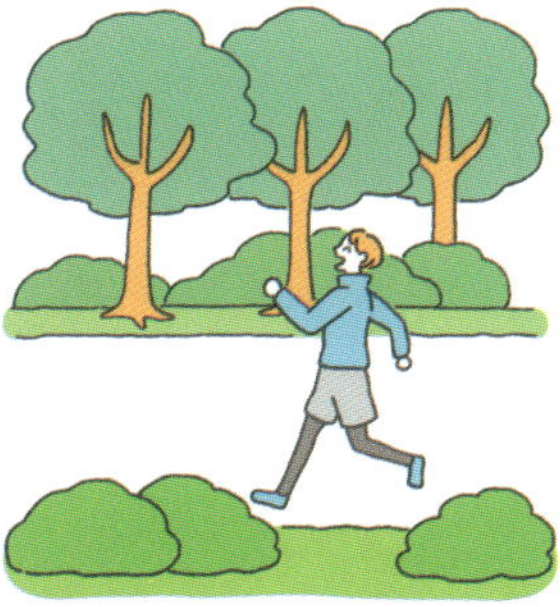

❻ 適度な運動をし、自然に触れ合う

22 日和見菌の中の〝ヤセ菌〟を味方につけろ！

腸内細菌の70～80％を占める**日和見菌**は善玉菌にも悪玉菌にも属さず、どちらかが優勢になると加勢して働きますが、それ以外にも独自の特徴があることがわかってきました。それが「デブ菌」と「ヤセ菌」です。

デブ菌は「フィルミクテス門」というグループの**腸内細菌**で、脂肪や糖分を溜め込む性質を持っています。これが増えすぎると太りやすい体質になります。かたやヤセ菌は「バクテロイデス門」というグループの腸内細菌。脂肪を燃焼して、やせやすい体質にしてくれます。加えて現代の社会環境では、デブ菌は悪玉菌に、ヤセ菌は善玉菌に味方しやすいという性質があることもわかってきました。つまり善玉菌を増やすとヤセ菌の勢力が増強され、免疫力が上がるばかりか、やせやすい体質になれるということ。良好な腸内環境と肥満からくる生活習慣病の予防のためにも、ぜひヤセ菌を味方につけましょう。

デブ菌派？　ヤセ菌派？　セルフチェック

	チェック項目	チェック欄
1	ダイエットしてもやせない	□
2	食べる量は少ないのにやせない	□
3	かぜをひきやすい	□
4	よく吹き出ものができる	□
5	おならや便が非常に臭い	□
6	下痢や便秘になりやすい	□
7	運動はあまりしない	□
8	こってりした脂っこい食べ物が好き	□
9	ごはんやパンなど白いものが好き	□
10	納豆や乳製品など発酵食品はあまり食べない	□

チェックの結果

ズバリ、**4つ以上チェックが入ったら、あなたの腸内には「デブ菌」がいる**と思ってください。多ければ多いほど、デブ菌が優勢。

少しずつでもチェックを減らし、デブ菌撃退をしましょう。きっとやせやすい体になるはず。特に50歳をすぎたら太りやすくなります。糖質は控えるようにしたいもの。ごはん、パン、うどんなど白い食べ物に注意です。

23

たった2週間で腸は変わる 簡単「酢キャベツ」

善玉菌の味方、**ヤセ菌**を増やすには、ヤセ菌の好物を毎日食べることです。

ヤセ菌は高食物繊維・低脂肪の食事を好み、食物繊維を消化する過程で「**短鎖脂肪酸**」という物質を生み、これが肥満や糖尿病の予防になります。

うれしいことにヤセ菌を増やし、細胞レベルからの若返りが簡単にできるメニューに「酢キャベツ」があります。

キャベツは水溶性と不溶性の2種類の食物繊維を豊富に含み、細胞を劣化させる**活性酸素**を抑える強い**抗酸化作用**があり、アメリカの国立がん研究所のデザイナーズフードにも選ばれた優秀な食材です(左図参照)。そして、酢には食物繊維から生まれるものとは違う働き方をする短鎖脂肪酸が含まれています。

この優秀な食材を組み合わせてつくる酢キャベツを、1日100g2週間食べ続けた結果、腸内の腐敗物質が減り、腸内環境が改善したという報告があります。

デザイナーズフード・ピラミッド

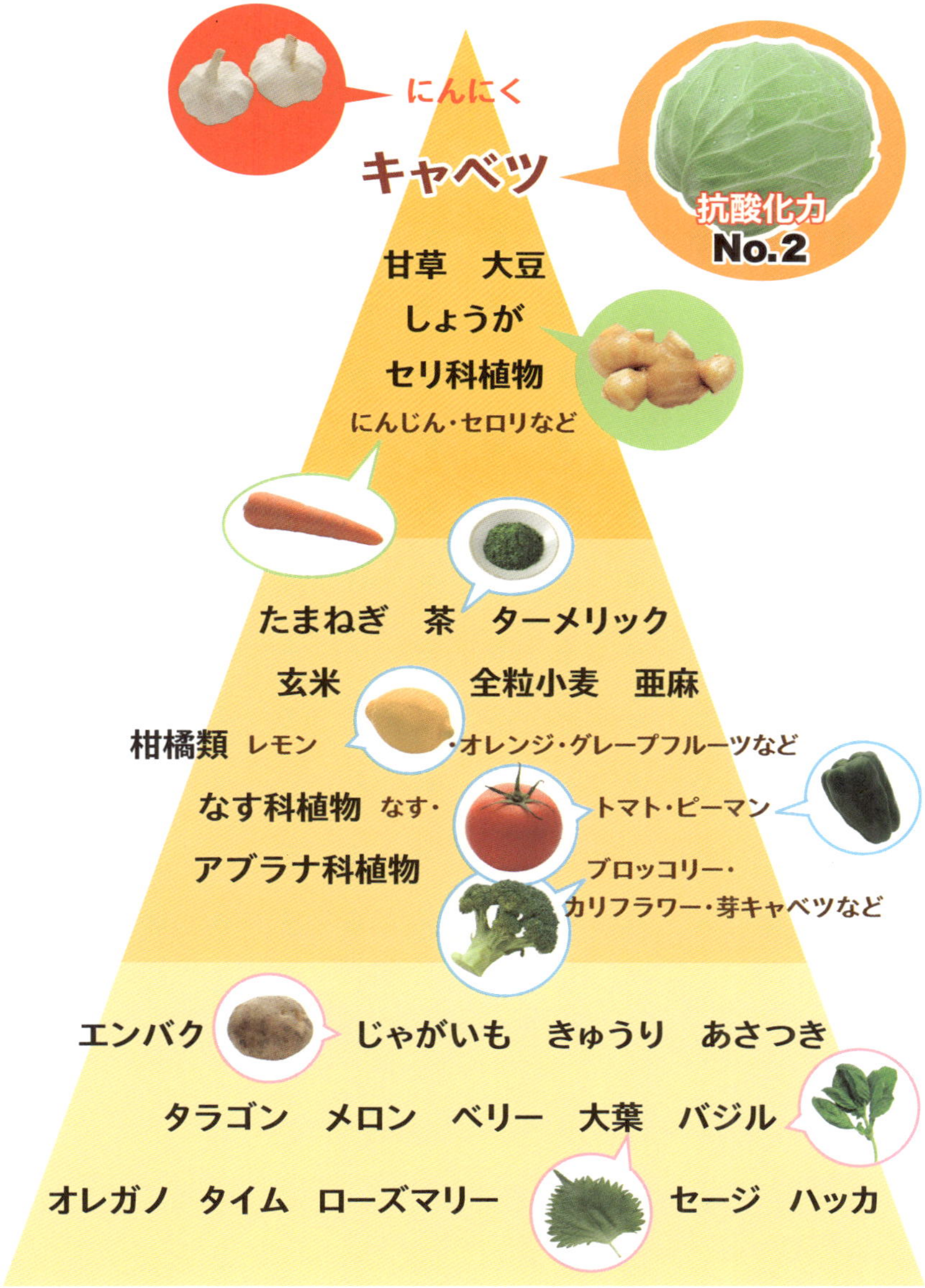
にんにく
キャベツ
抗酸化力
No.2
甘草　大豆
しょうが
セリ科植物
にんじん・セロリなど
たまねぎ　茶　ターメリック
玄米　全粒小麦　亜麻
柑橘類　レモン・オレンジ・グレープフルーツなど
なす科植物　なす・トマト・ピーマン
アブラナ科植物　ブロッコリー・カリフラワー・芽キャベツなど
エンバク　じゃがいも　きゅうり　あさつき
タラゴン　メロン　ベリー　大葉　バジル
オレガノ　タイム　ローズマリー　セージ　ハッカ

24 ヤセ菌を増やす「酢キャベツ」のつくり方

「**酢キャベツ**」はとても簡単につくれます。

つくったら、**ヤセ菌**を増やす次の6つのルールをマスターして、**免疫力**を上げましょう。

①食べる量は小鉢1皿100g
②毎日1食、食前に食べる
③キャベツの漬け汁も飲む
④間食の糖質は控える
⑤白色の主食は少しだけ
⑥精製塩の使用は避ける

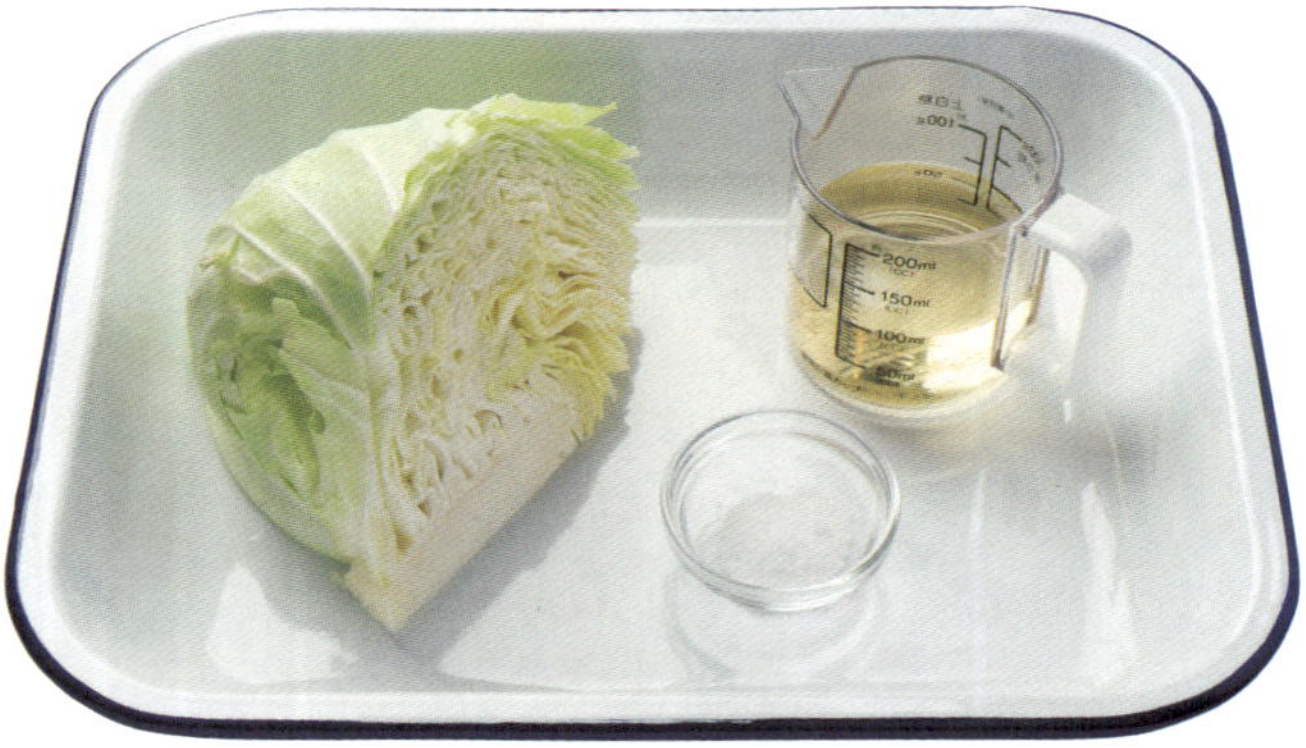

用意するもの

キャベツ	1/4個
酢	100mL
天然塩	小さじ1/2
保存袋	1枚

つくり方

①キャベツを洗い、
5㎜程度の千切りに。

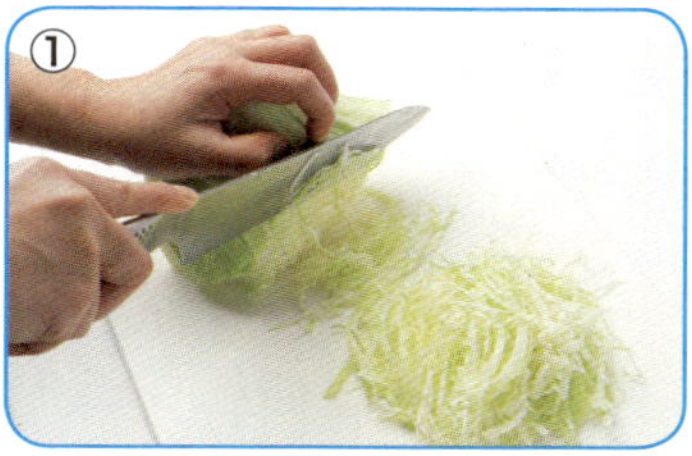

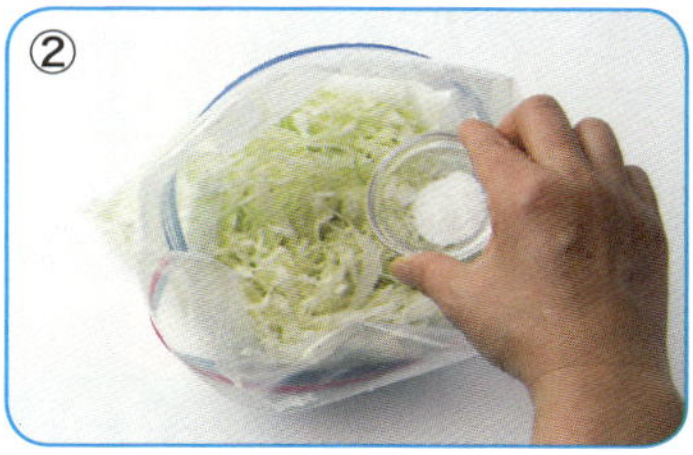

②保存袋にキャベツを入れ
塩を振り入れる。

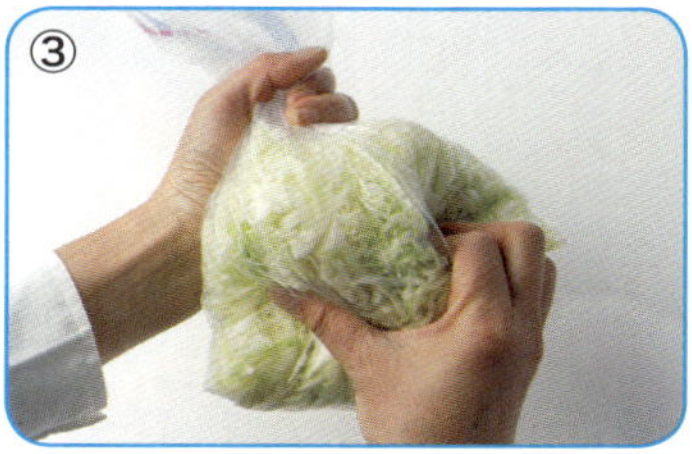

③保存袋の袋を閉じ、塩を
全体にまぶしていく。

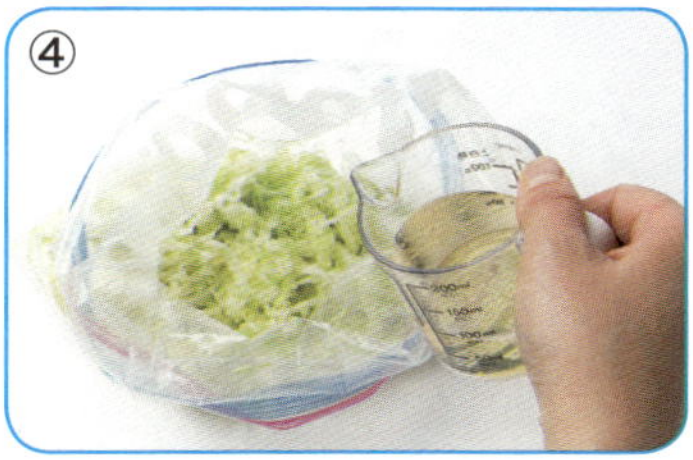

④よく混ざったら酢を入れ
空気を抜き袋を閉じる。

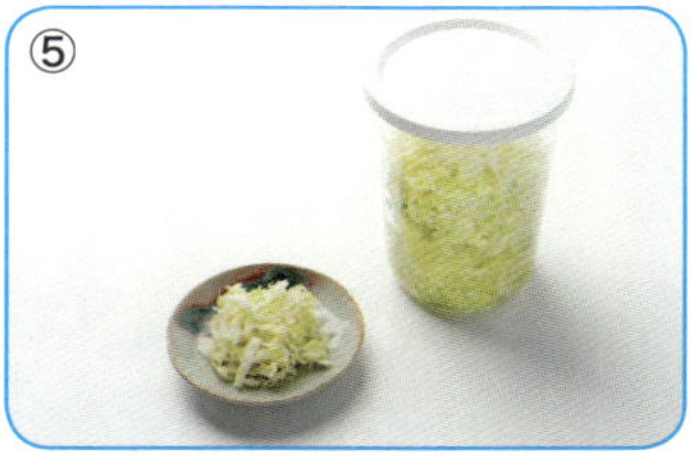

⑤キャベツがしんなりしたら、
でき上がり。ビンなどに移す。

チェックポイント

★保存は冷蔵庫で2週間が目安。煮沸消毒したビンの容器などに移すこと。
★穀物酢、黒酢、果実酢、どんな酢でもOK。
★好みで粒マスタードやブラックペッパーを加えると風味豊かに。

「酢キャベツ」を食べる上でのルール

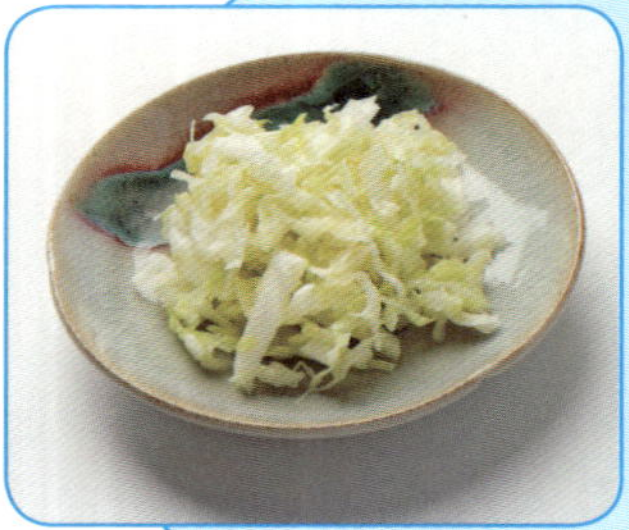

①食べる量は小鉢1皿100g

1度100gを計り、同じ小皿を使えばそれを目安に毎回計らなくてすみます。

②毎日1食、食前に食べる

朝昼晩のうち、いずれかの食事の前に食べること。

③キャベツの漬け汁も飲む

酢は血流をよくし、高血圧予防にも。

④間食の糖質は控える

間食にはゆで卵やナッツなど糖質の少ないものがオススメ。

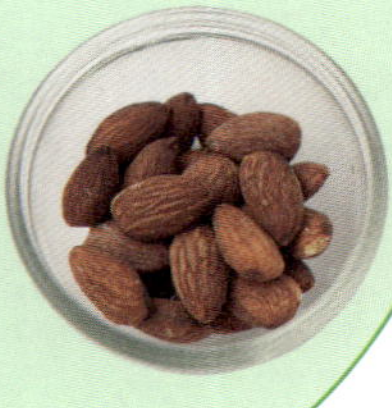

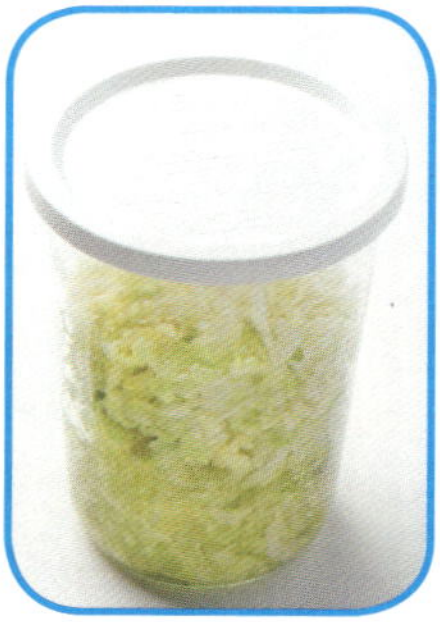

⑤ 白色の主食は少しだけ

ごはんやパン、うどんなど、食物繊維が取り除かれた白い主食は控えましょう。これらはおいしいですが、糖質の塊でデブ菌を活性化させます。

⑥ 精製塩の使用は避ける

使う塩は、ミネラル豊富な天日干しの自然塩や岩塩などを選びます。

アレンジレシピ

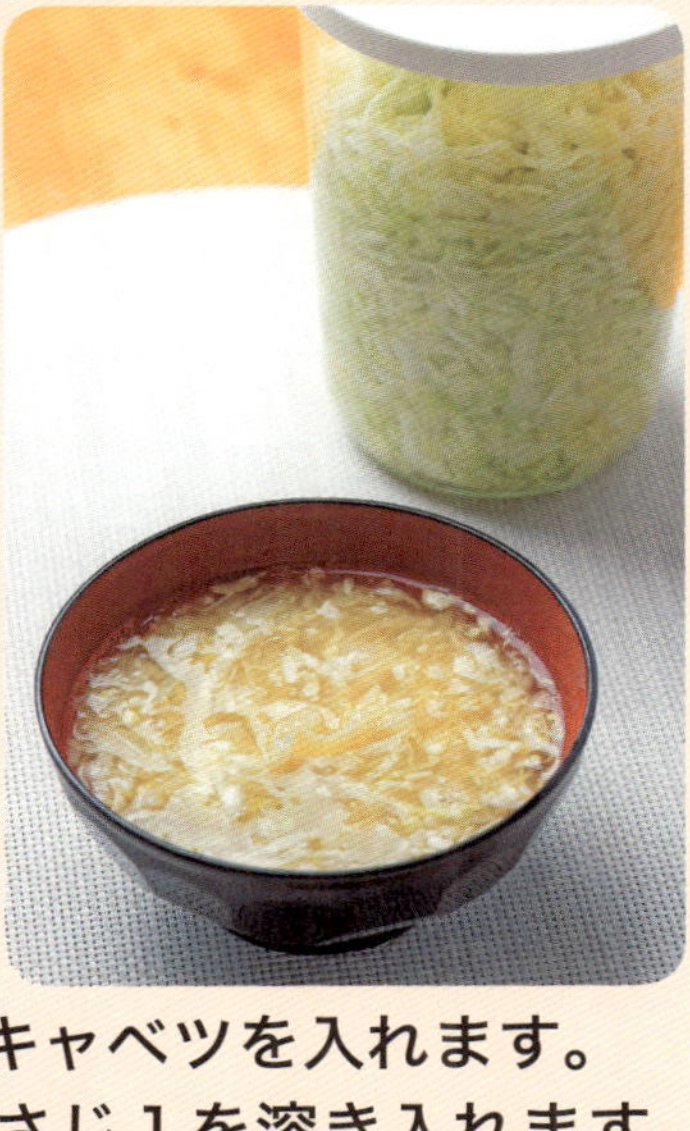

　飽きてしまった、温かいものが食べたい、というときにオススメなのが、酢キャベツの味噌汁。

　味噌は発酵食品なので、免疫力アップの相乗効果が期待できます。

つくり方（2人分）

　鍋にダシ400mLを入れ強火にかけ、煮たったら中火にして適量の酢キャベツを入れます。5分程度煮たら、味噌大さじ1を溶き入れます。ひと煮立ちすればでき上がり。

25 善玉菌を活性化し腸内環境を改善する〝植物性発酵食品〟

野菜や豆などの植物を発酵させた植物性発酵食品は、腸の大好物です。その代表が、日本食ではおなじみの漬け物と納豆です。

ぬか漬けやキムチなど微生物の力を利用した発酵漬け物には、たくさんの乳酸菌が含まれます。**ビタミンB群**や**食物繊維**も多く、善玉菌を活性化し腸内環境を改善。血糖値やコレステロール値の上昇も予防します。漬け物の乳酸菌は脳の興奮をしずめる脳内伝達物質「**GABA**」もつくります。GABAは快眠、ストレス軽減、免疫力向上に作用し、**特定保健用食品**にも使われています。

そして腸内環境を整える最強の発酵食品の納豆。納豆菌は生きて腸まで届き**腸内フローラ**の活動力を高めます。加えて、納豆には幸福感や安心感をもたらす神経伝達物質「**セロトニン**」の材料になる**トリプトファン**が豊富です。ぜひ毎日1～2パック食べて、おいしく腸を喜ばせてください。

ぬか漬けは酸味のあるものを

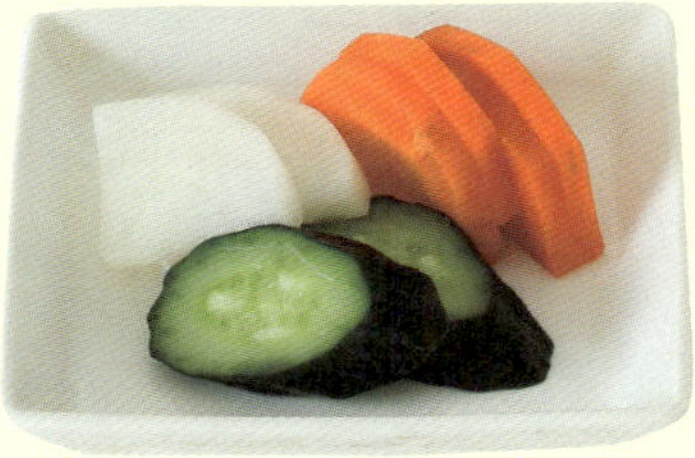

ぬか漬けは、漬ければ漬けるほど発酵し、乳酸菌が増えます。酸っぱい味はその印。シャキッとした浅漬けより、しんなりした古漬けのほうが健康効果が高くなります。

キムチは汁まで摂る

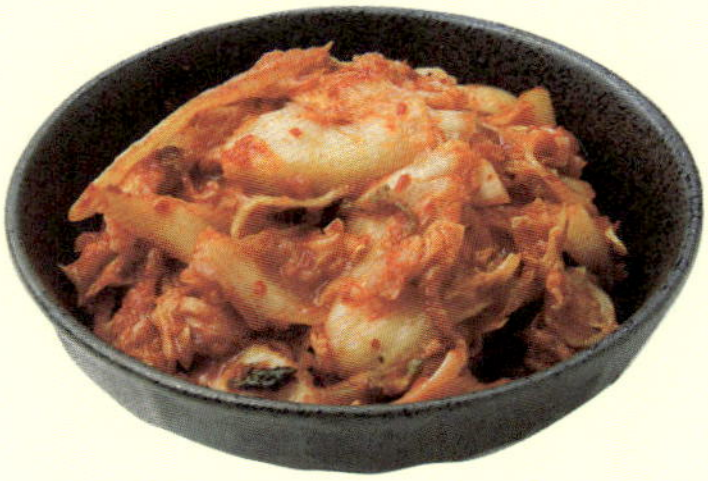

乳酸菌はもちろん、食物繊維豊富なキムチ。加えて調味のにんにくは抗酸化力ナンバーワン。唐辛子やしょうがも、抗酸化力と体を温める食材。ぜひ汁ごと食べてください。

納豆は夜食べる

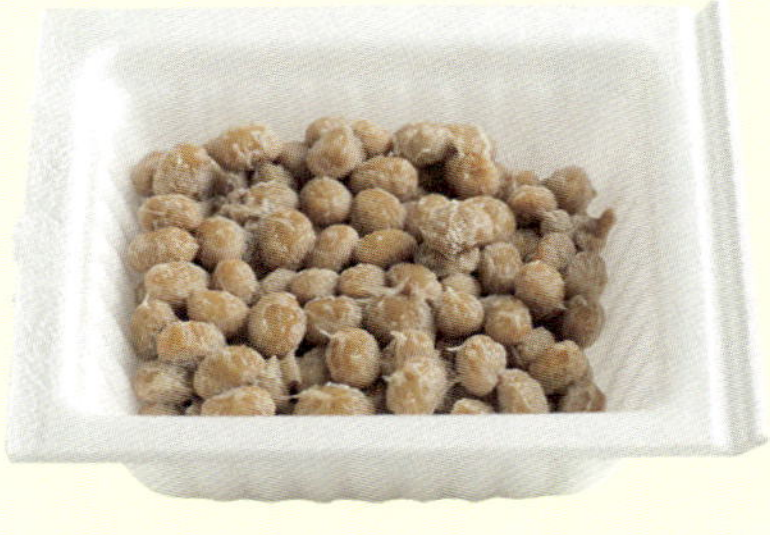

納豆のネバネバは善玉菌のエサとなる水溶性の食物繊維。豊富なビタミンB_2は免疫を強化します。納豆は朝のイメージですが、夜食べると脳梗塞などの予防にもなります。

26 乳酸菌やビフィズス菌の宝庫 〝動物性発酵食品〟

腸内環境を整えるには、腸によい働きをする食品を食べて、直接送り込むことが大切です。腸が喜ぶ食品のひとつに、乳酸菌やビフィズス菌が豊富なヨーグルトやチーズなど動物性発酵食品があります。口から入った**乳酸菌**は1～3日ほどで便と一緒に排出されるので、毎日食べるのが効果的。

ヨーグルトにはさまざまな製品があり、含まれる乳酸菌もそれぞれですが、相性がよく生きたまま腸に届いて働いてくれるのは、その人の**腸内細菌**と同じものだけです。2週間ほど食べて、お通じが改善されるなどの効果があれば、それは相性のよいヨーグルト。もし相性ピッタリのヨーグルトでなくても、もともと腸に棲んでいる**善玉菌**を元気にするよいエサになってくれます。

チーズも乳酸菌がたくさん含まれています。加熱処理せずに熟成させたナチュラルチーズが特にオススメです。

無糖ヨーグルトに はちみつかバナナをプラス

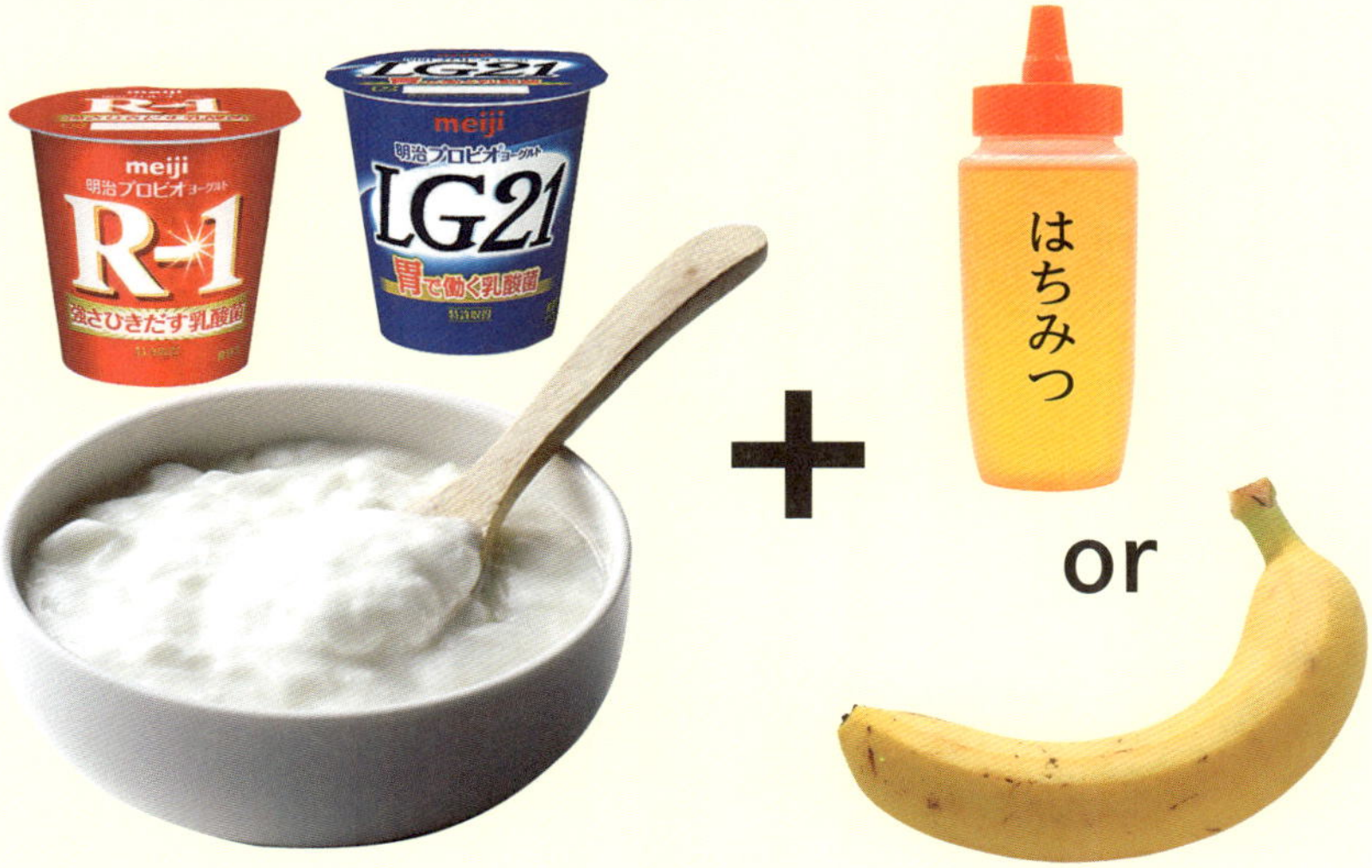

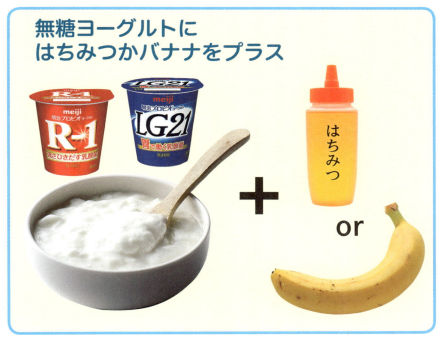

ナチュラルチーズがオススメ

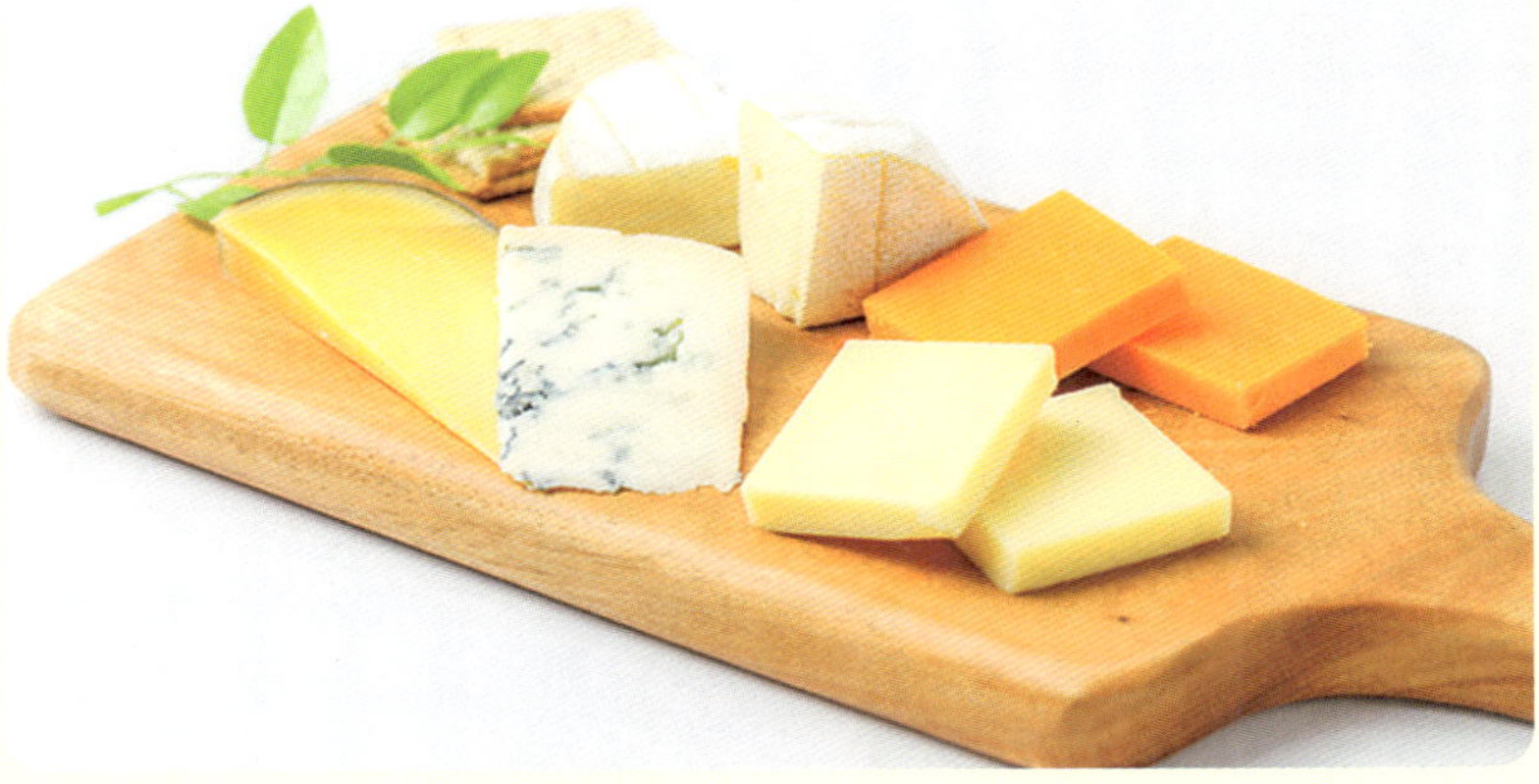

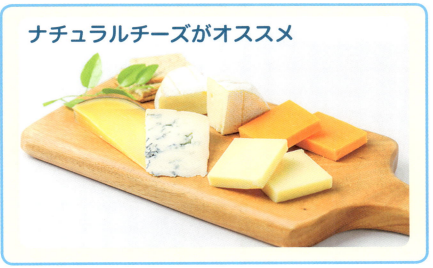

27

ヤセ菌のエサになる“水溶性食物繊維”

腸内環境をよくする善玉菌やヤセ菌を増やすためには、エサになる食品成分をしっかり腸に届けましょう。ぜひ腸に届けたいのが食物繊維です。水溶性と不溶性の食物繊維がありますが、より善玉菌のエサになりやすいのは、水に溶けて分解されやすい水溶性食物繊維です。

水溶性食物繊維が多い食品は、わかめ、こんぶ、めかぶ、もずく、ひじきなどヌルヌルしている海藻。山いも、キクイモ、オクラ、なめこなどにも多く含まれています。

水溶性食物繊維は腸内環境をよくするだけでなく、食後の急激な血糖値の上昇を抑えて糖尿病を予防し、コレステロールや**胆汁酸**を吸着して便と一緒に体の外に出してくれます。また、水に溶けて便を柔らかくする作用もあります。

便秘が気になる人は、ぜひ積極的に食べてみてください。

水溶性食物繊維を多く含む食品

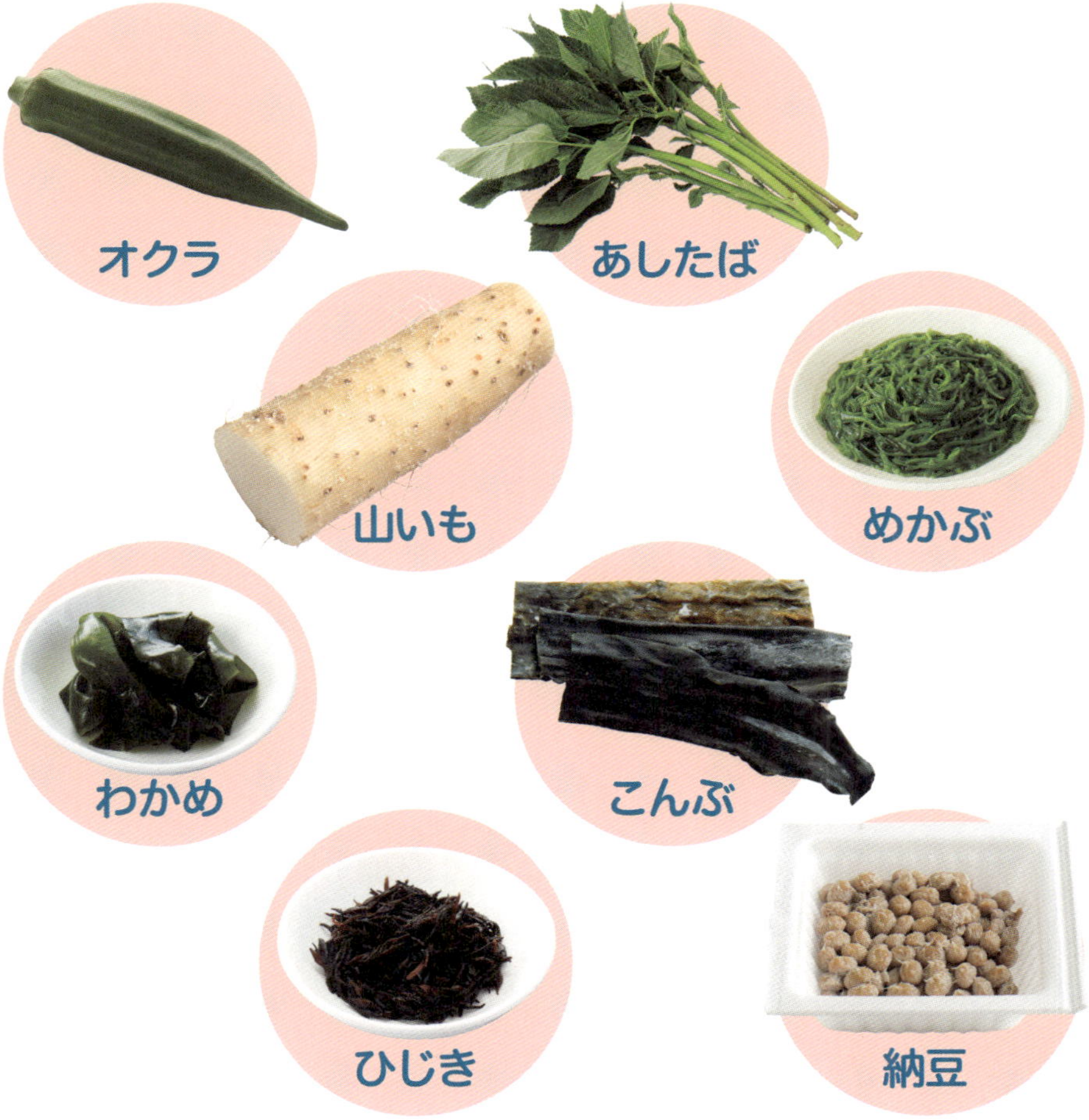
オクラ
あしたば
山いも
めかぶ
わかめ
こんぶ
ひじき
納豆

ヌルヌルしている食べ物が水溶性と覚えておくとわかりやすい。アルギン酸やグルコマンナンが含まれている。

28 ぜんどう運動を活発にする〝不溶性食物繊維〟

不溶性食物繊維もまた、腸によい働きをする食品成分です。やはり善玉菌やヤセ菌のエサになり腸内環境を整えます。文字通り水に溶けない繊維で、水分を吸収してふくらむ性質があり、便の量を増やして腸壁を刺激し、腸の**ぜんどう運動**を盛んにして、便をスムーズに排出させてくれます。

不溶性食物繊維の多い食品はキャベツ、レタス、ほうれん草など葉もの野菜、さつまいもやごぼうなどの根菜です。納豆、こんにゃく、きのこ類、アボカド、大麦など水溶性・不溶性両方の食物繊維を多く含む食品もあります。

ただ、もともと便が硬めの人が不溶性食物繊維を大量に食べるとさらに便が硬くなり便秘が悪化したり、逆に不溶性でも水溶性でも摂りすぎると下痢を起こしたりすることもあるのでほどほどに。自分に合うものを選び、合う分量を調整しながら、楽しんで食べれば理想的な腸内環境に近づくことができます。

不溶性食物繊維を多く含む食品

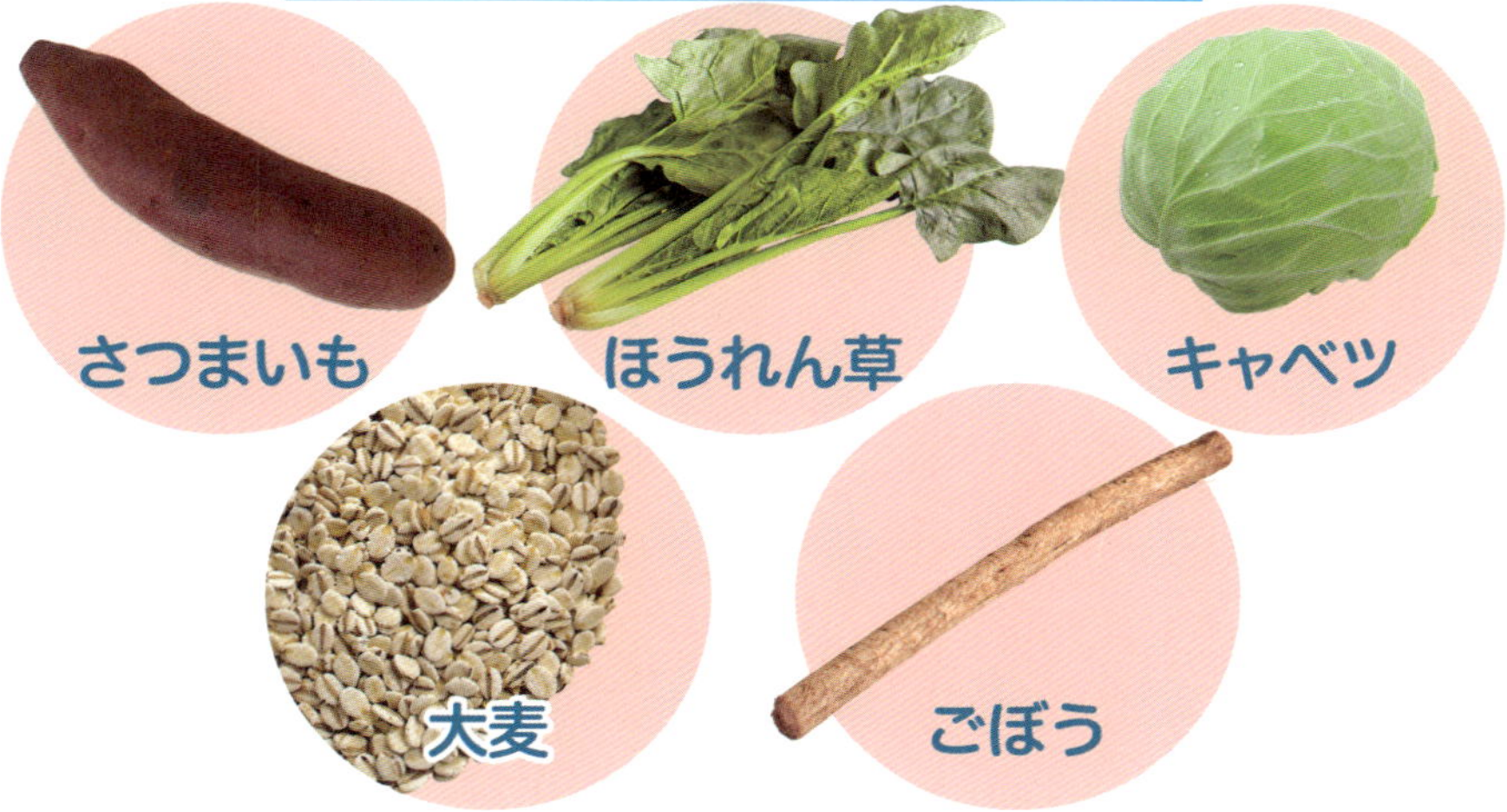
さつまいも
ほうれん草
キャベツ
大麦
ごぼう

野菜やいも類、穀類、豆類に多く含まれており、主成分はセルロース、リグニン、ペクチンなど。

水溶性・不溶性両方含む食品

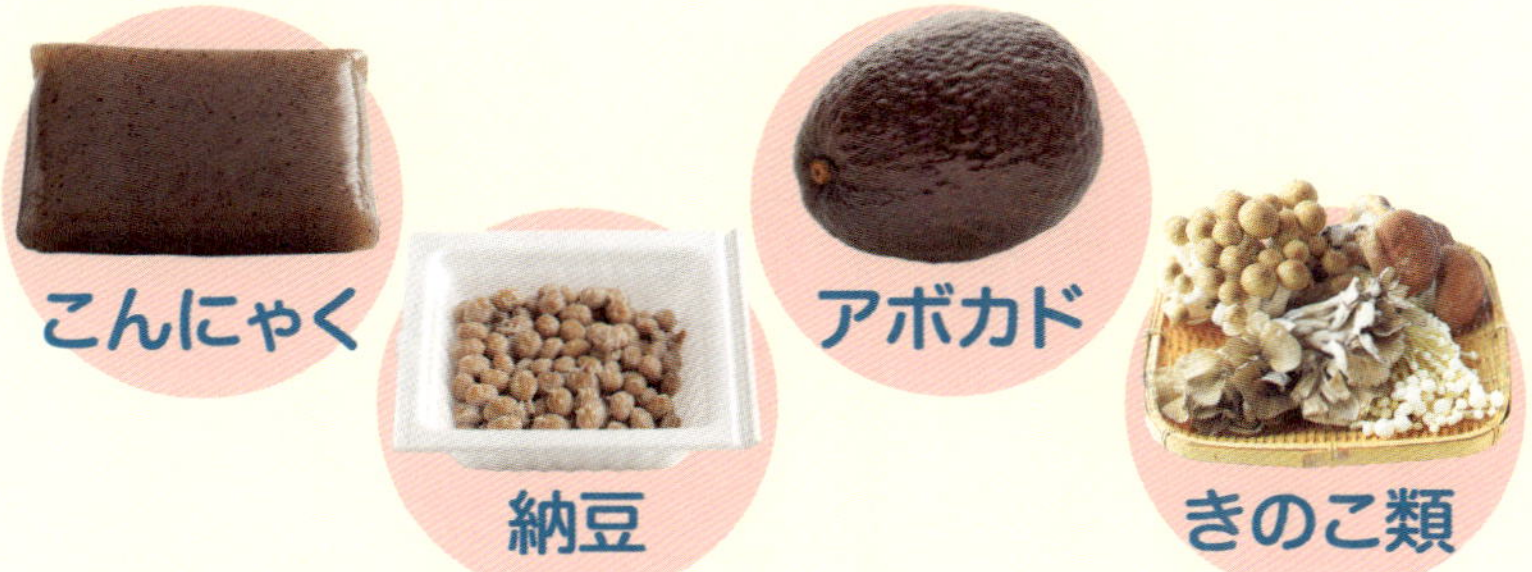
こんにゃく
納豆
アボカド
きのこ類

水溶性と不溶性バランスよく摂りたいときに便利。
食物繊維は男性20g、女性18gが1日の摂取目安量。

29 美しい腸内フローラをつくる“オリゴ糖”を含む食品

人にはそれぞれ自分だけの「マイ**腸内フローラ**」があり、その人特有の**善玉菌**、**乳酸菌群**が棲んでいます。これを増やせば**免疫力**は上がります。

善玉菌を増やすには「オリゴ糖」がオススメです。熱や酸に強いので胃酸や消化酵素で分解されずに腸まで届きやすい性質があり、特に**ビフィズス菌**のエサになります。オリゴ糖を飲んだ人の腸内フローラのビフィズス菌の割合について、2週間で17・8％から45・9％に増えたとの検査結果も。ただし、飲むのをやめると1週間でもとの数値に戻るので、毎日摂り続けることが大切です。

大豆、キャベツ、ごぼう、たまねぎ、カリフラワー、バナナ、はちみつなどはオリゴ糖が豊富です。シロップ製品もありますが、てん菜糖が原料で保存料や人工甘味料を加えていないものを選びましょう。目安は1日にスプーン1杯。摂りすぎるとおなかが張って軟便になり、下痢をすることもあるので注意を。

オリゴ糖を多く含む食品

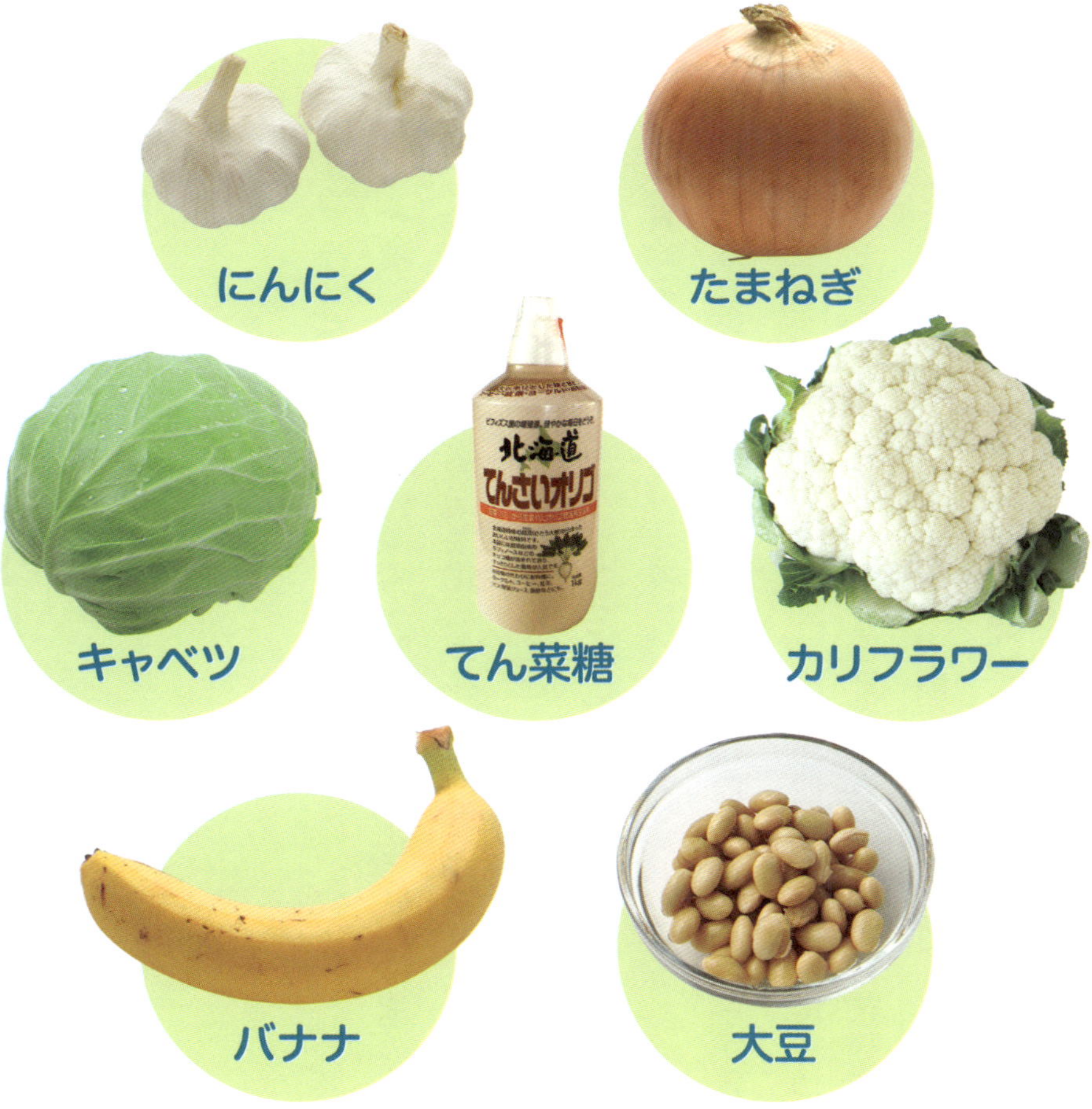
にんにく
たまねぎ
北海道
てんさいオリゴ
キャベツ
てん菜糖
カリフラワー
バナナ
大豆

コーヒーには1杯のはちみつがオススメ。コーヒーは炎症予防のカフェイン、酸化防止のポリフェノールを含み、効率的に免疫力がアップできる。

30 植物に含まれる天然の機能性成分〝フィトケミカル〟

第7の栄養素と呼ばれる「フィトケミカル」は、植物に含まれる天然の機能性成分。活性酸素を除去して老化予防、代謝の促進、免疫力向上、がんの予防、脳機能の活性化など多様な効果があり、生活習慣病の予防や改善に大いに役立ちます。1万種類以上あり、種類によってさまざまな働きがあるといわれています。「**アントシアニン**」「**リコピン**」「**β-カロテン**」などは、その代表的なフィトケミカルです。

すばらしい効果満載の成分は、うれしいことに私たちが普段食べている野菜や果実に多く含まれています。フィトケミカルは植物にしかない成分で、外敵から身を守るために持っていると考えられています。苦味や渋味、えぐ味などが主な成分で、植物の皮や皮の周囲に多く含まれています。大豆のアクは「**サポニン**」、お茶の渋味は「**カテキン**」で、これもフィトケミカル成分です。

ポリフェノール

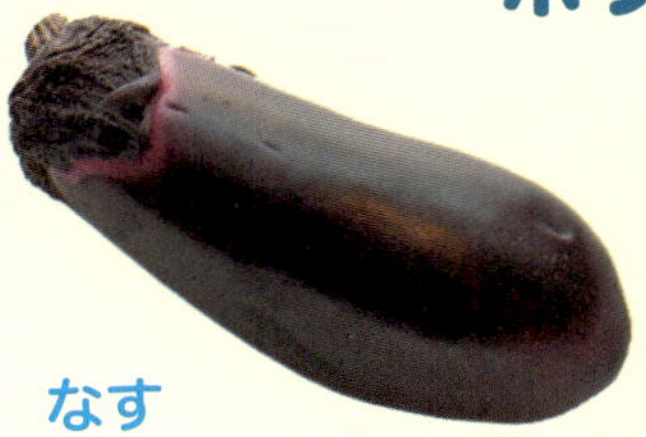

なす

植物が光合成を行ってできる物質。抗酸化作用が高く、活性酸素を除去します。植物色素やアクの成分で、水溶性が多く吸収されやすいものです。

アントシアニン……目の網膜で光を感じる働きを支える色素成分の再合成を促進。赤ワイン、ブルーベリー、なすなどに多い。
イソフラボン……女性ホルモンのエストロゲンに似た働きをする。骨粗しょう症予防や更年期症状の緩和。大豆、大豆製品などに多い。
カテキン……抗菌作用、血中コレステロールの低下、血圧の上昇抑制。緑茶、紅茶などに多い。
ケルセチン……活性酸素を除去し遺伝子を守る。炎症、アレルギー、がんの抑制に期待。たまねぎに多い。

カロテノイド

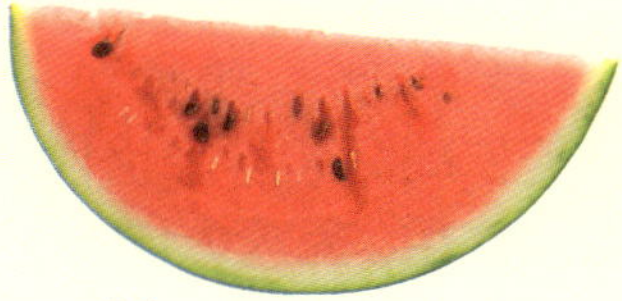

スイカ

緑黄色野菜に含まれる黄色、橙色、赤色の鮮やかな色素成分。抗酸化作用が高く、がん細胞を抑制し、免疫力を上げる働きをします。

β-カロテン……黄色、橙色の色素。夜間の視力、皮膚や粘膜の健康維持。かぼちゃ、にんじんなどに多い。
リコピン……赤い色素成分。血流を改善。トマト、スイカなどに多い。
ルテイン……黄色の色素成分。目の健康を助ける。ほうれん草、パセリなどに多い。
β-クリプトキサンチン……黄色の色素成分。高血圧、動脈硬化、糖尿病、骨粗しょう症などの予防。温州みかん、ポンカンなどに多い。

イオウ化合物

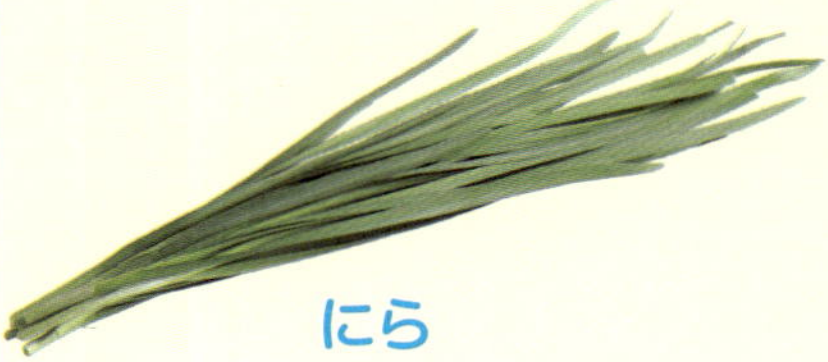
にら

野菜の辛味やにおいの成分。抗酸化作用、解毒作用があるとされ、血行促進・血流の改善作用もあります。

アリシン……細胞が壊されたときに生成する香り成分。殺菌効果。たまねぎ、にんにく、にらなどに多い。

イソチオシアネート……細胞が壊されたときに生成する辛味成分。免疫力強化、抗がん作用に期待。大根、たまねぎ、キャベツなどに多い。

スルフォラファン……さまざまな病気を予防改善する解毒作用、抗酸化作用、抗炎症作用がある。ブロッコリースプラウト、ブロッコリー、キャベツなどに多い。

香気成分

グレープフルーツ

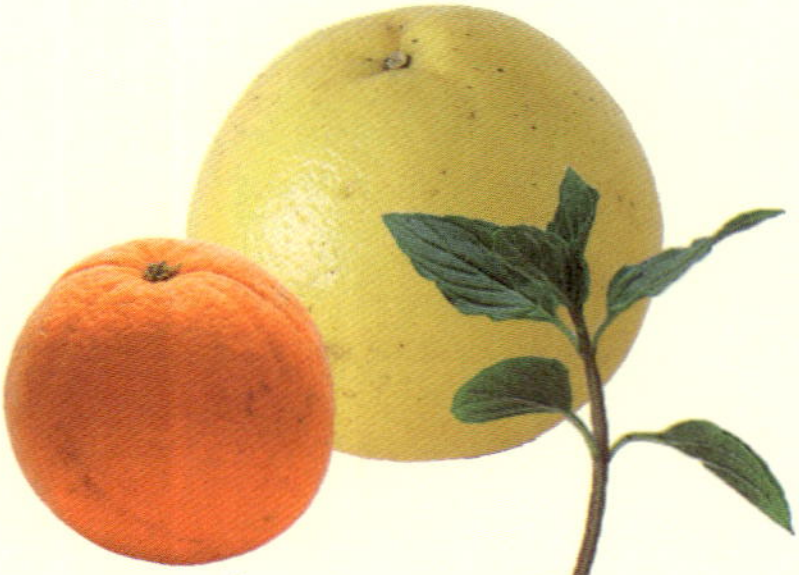
オレンジ

ミント

かんきつ類やハーブなどの香り、苦味成分。嗅覚から大脳皮質に刺激を与え活性化。抗酸化作用、免疫力向上、生活習慣病予防、ストレス解消、不眠改善などが期待できます。

リモネン……香り成分でリラックス効果。交感神経の活性化で血管を広げ、血流改善を助ける。かんきつ類に多い。

メントール……香り成分で免疫力を上げる効果。ミントに含まれている。

アミノ酸関連物質

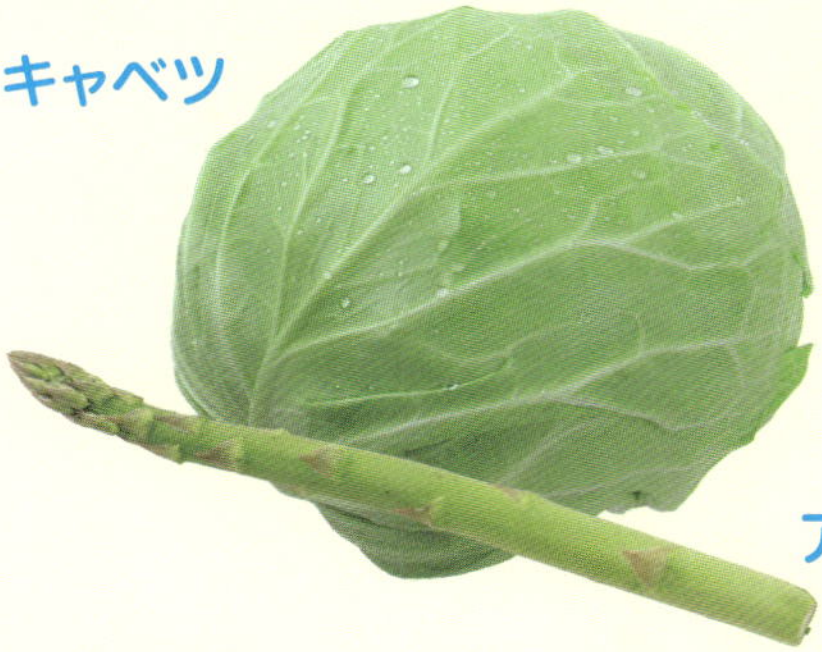

植物に含まれるさまざまなアミノ酸でつくられるフィトケミカルです。

グルタチオン……細胞内に最も多く含まれる抗酸化物質で、活性酸素や薬剤などの異物を除去。アスパラガス、キャベツなどに多い。

糖関連物質

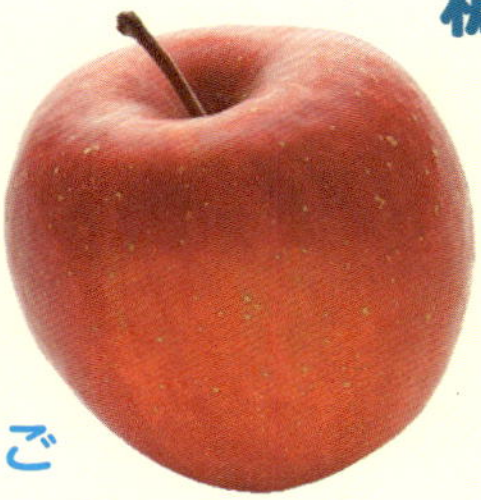

海藻やきのこ、根菜類に多く含まれ、食物繊維に分類される炭水化物の一種です。

フコイダン……海藻類のぬめりに含まれる。血圧安定や抗がん作用。海藻類に多い。

β-グルカン……強力な抗酸化作用で免疫力向上、抗がん作用、コレステロール値の上昇を抑える働きをする。きのこ類に多い。

ペクチン……果物や野菜などに含まれる食物繊維。栄養吸収を司る小腸の上皮細胞に作用し、栄養吸収をよくする働きをする。パプリカ、いちご、りんごなどに多い。

イヌリン……血糖上昇の抑制、血液中の中性脂肪を下げる働きをする。ごぼう、たまねぎなどに多い。

31 胃や腸管を守る〝グルタミン酸〟を含む食品

グルタミン酸は胃や腸管を守る役割を担い、小腸のエネルギー源として、働きを活発にさせる**アミノ酸**のひとつです。また、脳の活性化、高血圧の改善、アンモニアの解毒作用、利尿効果、そして肝臓を守りアルコール代謝を高める働きなど、さまざまな効果が期待されます。

実はグルタミン酸は、日本人の食卓の身近なものに含まれています。それはこんぶやカツオ節、しいたけなどからとった「ダシ」です。グルタミン酸はうま味成分のひとつで、特にこんぶダシにたくさん含まれています。

ほかにもイワシ、トマト、チーズ、白菜、緑茶などの食品、味噌としょうゆにもたくさん含まれています。ということは、しっかりダシをきかせた和食の定番の味噌汁やおかずを食べて、食事やおやつタイムに緑茶を飲んでいれば健康効果抜群ということ。伝統のうま味を見直すだけで、**免疫力**は上がります。

グルタミン酸を多く含む食品

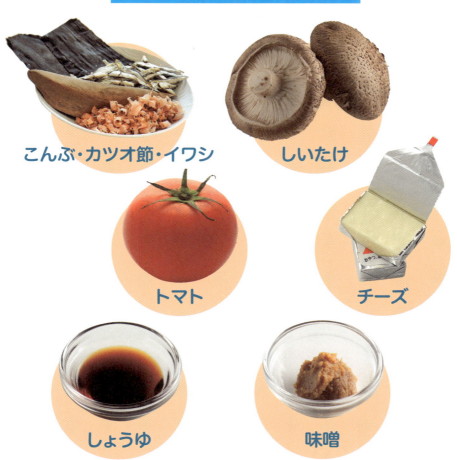

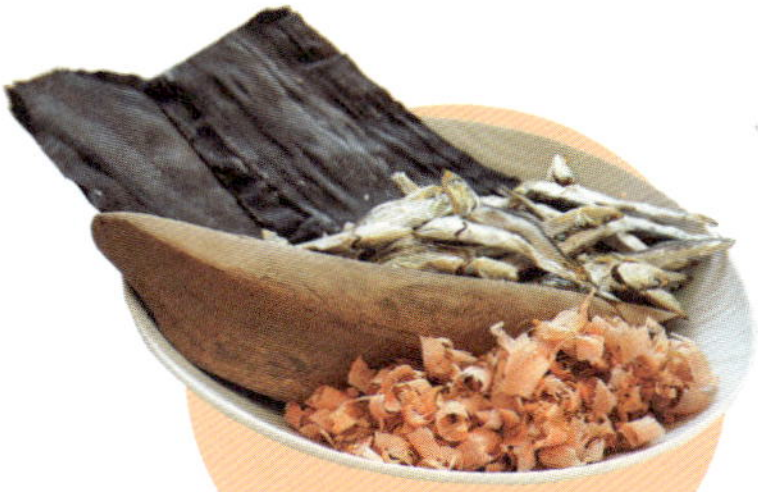
こんぶ・カツオ節・イワシ

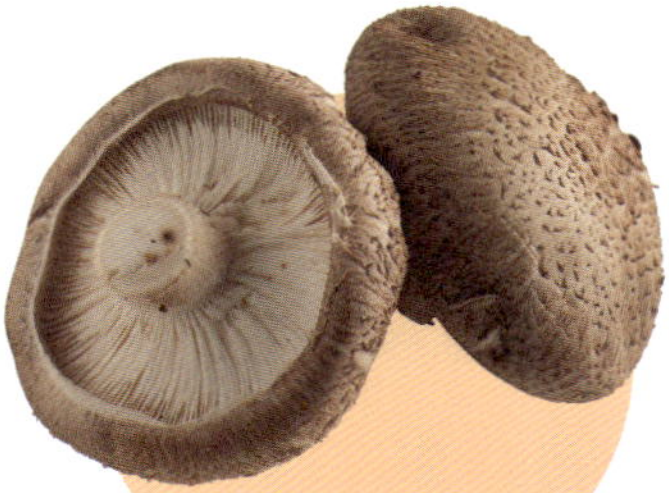
しいたけ

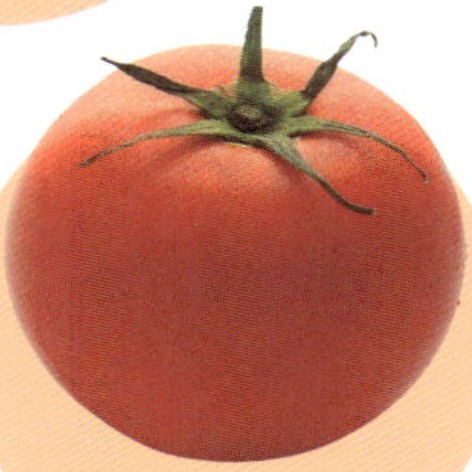
トマト

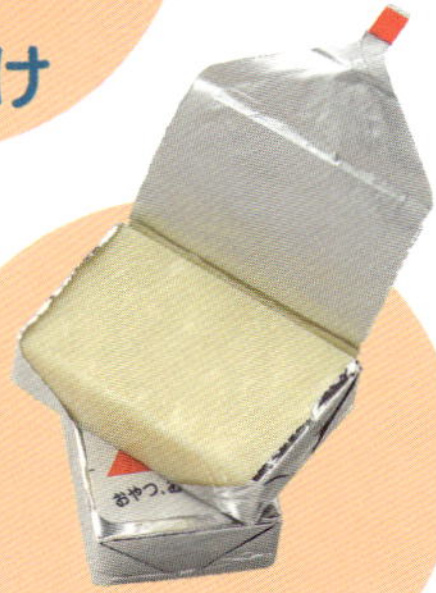
チーズ

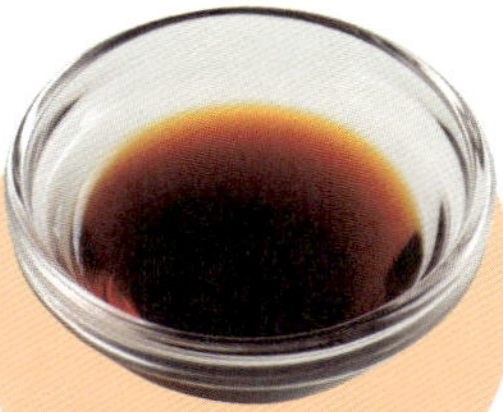
しょうゆ

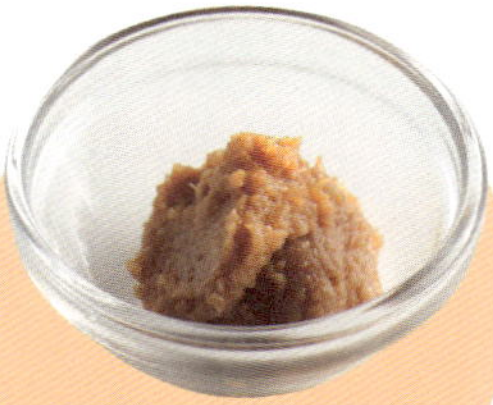
味噌

こんぶ・カツオ節・イワシなどのダシをきかせると、うま味成分のおかげで塩分カットもでき一挙両得。

32

免疫力の要となる “動物性タンパク質”

動物性タンパク質を多く含むのは肉や魚で、主菜になることが多い食品です。タンパク質は筋肉、血液、毛髪、爪、皮膚などをつくる成分で、体の調整機能、免疫力の源でもあります。タンパク質は20種類のアミノ酸でつくられ、体内で合成できるものが**非必須アミノ酸**、合成できないものが**必須アミノ酸**です。食べ物から摂る必要がある必須アミノ酸をバランスよく摂取できるのが肉。肉はアミノ酸の構成が人の体に最も近いタンパク質です。

食べ方には工夫が必要です、高脂肪・高タンパクの肉は**大腸菌**など**悪玉菌**の大好物で、食べすぎると有害物質をつくり出し腸内環境が乱れます。不足すると**免疫力**が低下し、病気にかかりやすくなってしまいます。1日の目安は自分の手のひらに乗る程度の分量で、肉40~60g、魚40~100g、卵1個。**抗酸化成分**が豊富な野菜と一緒に、肉も魚もバランスよく食べれば丈夫な体が築けます。

動物性タンパク質を多く含む食品

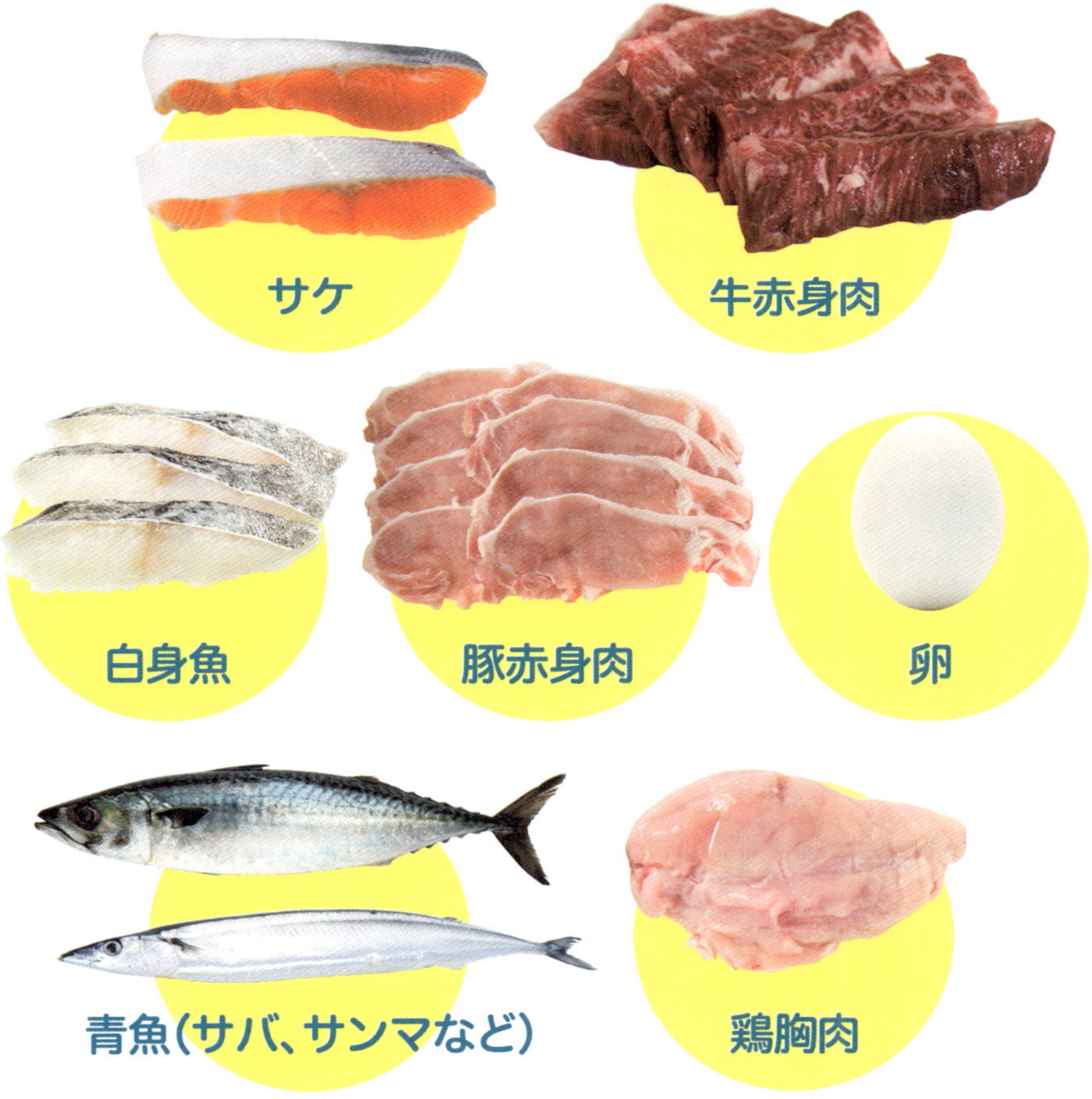
サケ
牛赤身肉
白身魚
豚赤身肉
卵
青魚（サバ、サンマなど）
鶏胸肉

肉や魚、卵に多く含まれている動物性タンパク質。牛・豚肉は脂身の少ない赤身を、鶏肉は胸肉を選ぶ。魚は缶詰もオススメ。

33
食物繊維やビタミンも豊富 〝植物性タンパク質〟

免疫力の源になるタンパク質のうち、植物性タンパク質をたっぷり含む食品は大豆や大豆製品です。細胞をつくるのに欠かせない**大豆レシチン**、**善玉菌**のエサになる**オリゴ糖**、腸の環境を整える**食物繊維**、**免疫機能**を正常に働かせる**ビタミン類**も豊富です。大豆製品は豆腐をはじめ、高野豆腐、納豆、油揚げ、豆乳など種類も多く、値段も手頃。動物性の食品に比べるとカロリーが低めなので多めに食べても安心で満足感も得られます。

ほかにも植物性タンパク質を含む食品はいろいろあります。エンドウ豆やソラ豆などの豆類はもちろん、アスパラガス、ブロッコリー、芽キャベツなどの野菜にも含まれています。穀類ではトウモロコシやそば、果物ではアボカドがタンパク質を多く含みます。植物性と動物性、2種類のタンパク質をバランスよく摂れば免疫力はますますアップ。ぜひ、毎日食べてください。

植物性タンパク質を多く含む食品

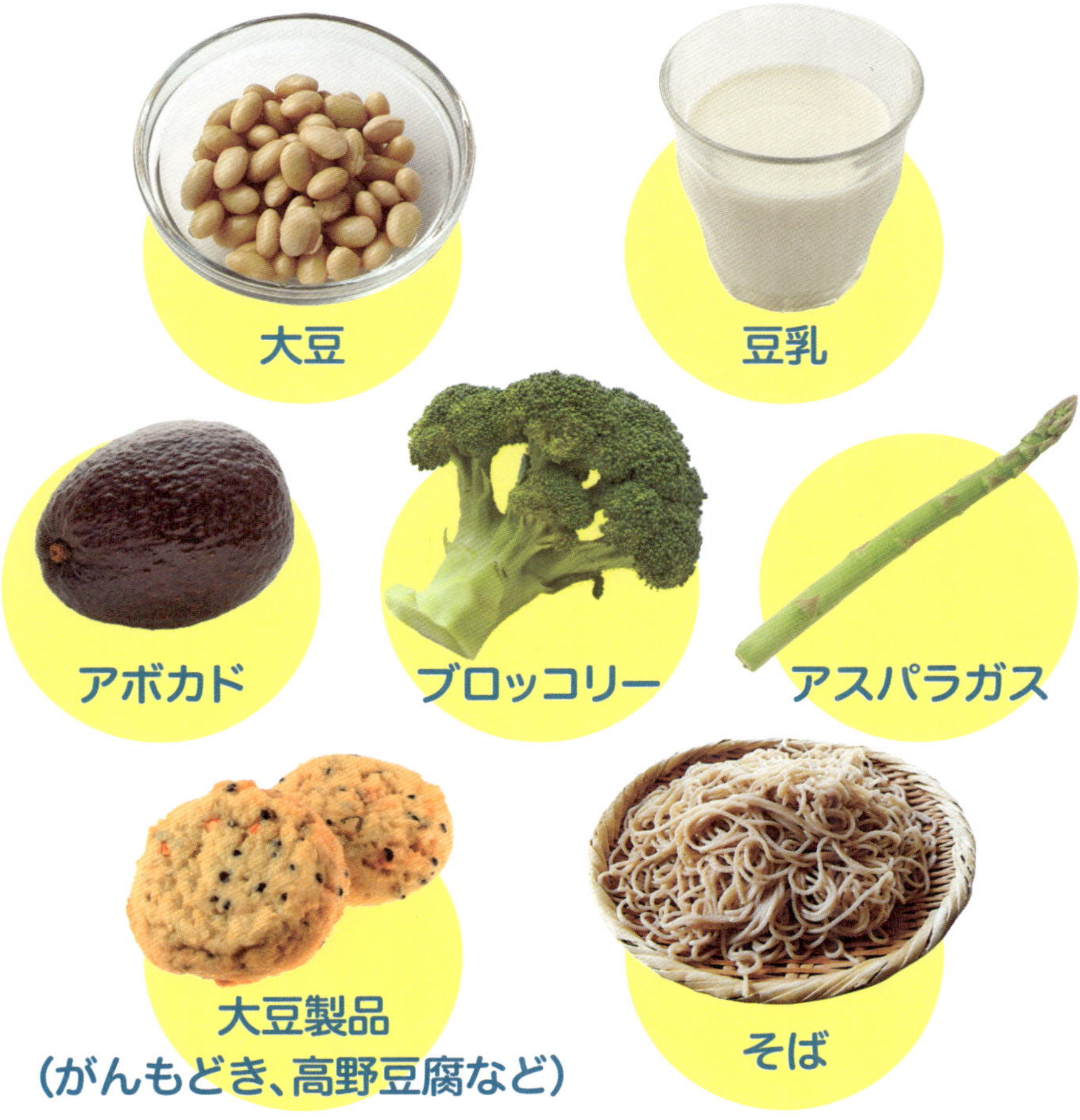
大豆
豆乳
アボカド
ブロッコリー
アスパラガス
大豆製品
(がんもどき、高野豆腐など)
そば

豆乳はできれば無調整のものを。苦手な場合は鍋やシチューなど、調理に使ってもOK。ただし、そばを食べるときは、かえしのつけすぎに注意。

34 代謝を上げ、体を温める食品を積極的に摂る

36・5～37℃。人間は、この体温の範囲で栄養吸収、エネルギー代謝、老廃物排出など、さまざまな機能がうまく働くようにできています。

体温が下がると白血球の免疫細胞は働きが鈍り、免疫力低下を招きます。35℃台まで下がると血流が悪くなり**新陳代謝**は半減。自律神経失調症、排泄機能低下、アレルギーなどを引き起こすこともあります。「がん細胞は体温35℃を好む」ともいわれ、心配なことに日本人は昔より体温が低下してきているといいます。

適正な体温を保ち免疫機能を活性化させるために、代謝を上げ、体を温める食品を積極的に食べましょう。「体を温め内臓の働きを活性化する食品」として唐辛子、しょうが、にんにく、ねぎなど、「筋肉のもとになり脂肪燃焼を助ける食品」として肉類や魚介類など、「糖質や脂質の代謝を助ける食品」として豚肉、青魚、卵、牛乳、大豆製品・豆類、玄米などがオススメです。

体を温め内臓の働きを活性化する食品

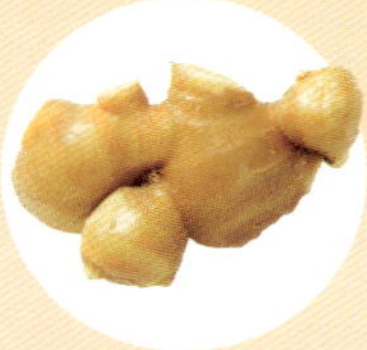

ショウガオールを含む

しょうが

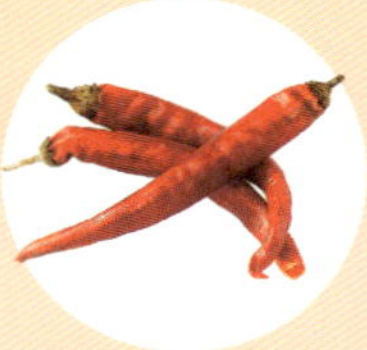

カプサイシンを含む

唐辛子、
チリペッパー
など

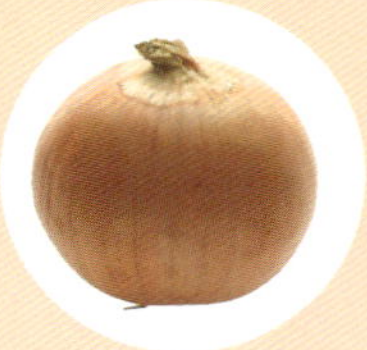

硫化アリルを含む

ねぎ、たまねぎ、
にんにく、にら、
らっきょうなど

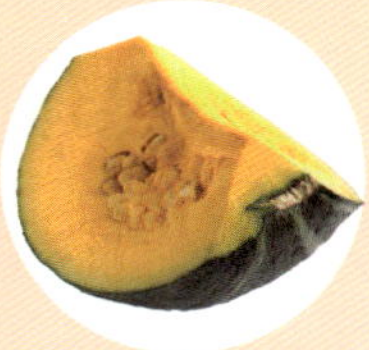

ビタミンEを含む

かぼちゃ、さつまいも、
ウナギ、アーモンド、
ゴマなど

筋肉のもとになり脂肪燃焼を助ける食品

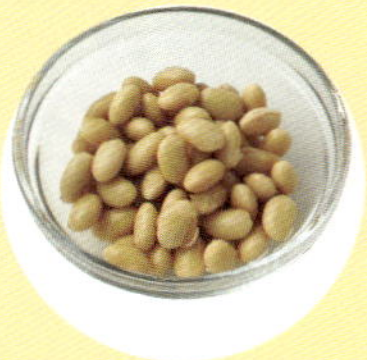

アルギニンを含む

鶏肉・豚肉、
カツオ、大豆
など

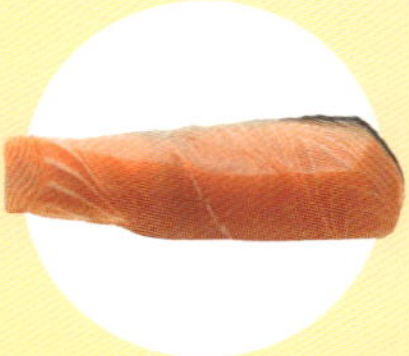

リジンを含む

魚介、肉類、レバー、
牛乳、チーズ、大豆
など

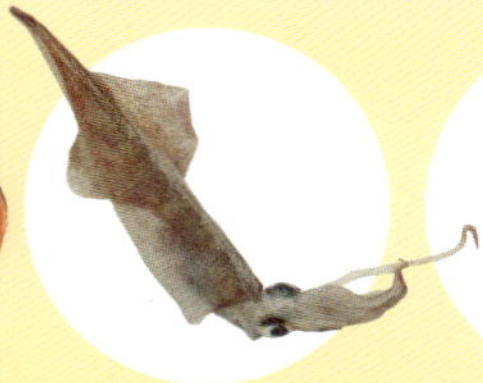

アラニンを含む

鶏肉、シジミ、
ホタテ、イカ、
サケ、アジなど

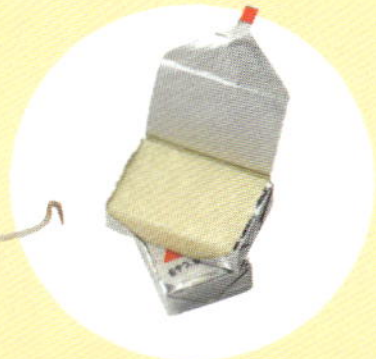

プロリンを含む

豚肉、カツオ、
チーズ、ゼラチン
など

糖質や脂質の代謝を助ける食品

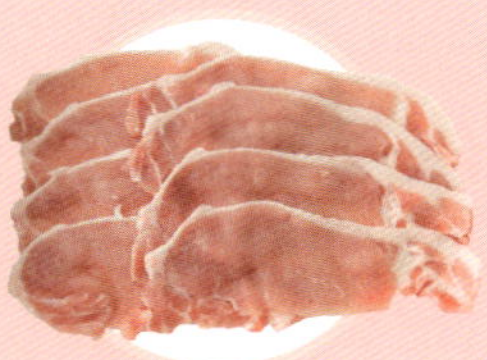

ビタミンB群を含む

豚肉、レバー、ウナギ、
マグロ、カツオ、サバ、イワシ、
サケ、卵、牛乳、大豆製品・
豆類、玄米など

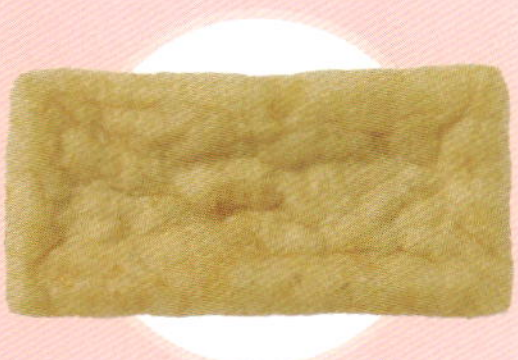

35 ゆっくりとよく噛んで食べると活性酸素が減る

「よく噛んで食べなさい」といわれますが、一口食べて何回くらい噛んでいますか? 実は、よく噛むだけで**活性酸素**を除去し、**腸内細菌**を元気にして、**免疫力**を上げることができます。そのカギを握っているのが唾液です。

唾液にはアミラーゼやリパーゼなどの**消化酵素**が含まれますが、発がん物質の毒消し作用がある酵素・カタラーゼ、そして活性酸素を消す抗酸化作用がある酵素・スーパーオキシターゼとスーパーオキシドジスムターゼも含まれています。

噛むと唾液が分泌されますが、唾液に含まれている酵素が活性酸素を消す働きをするまでに、約30秒かかることがわかっています。つまり一口食べたら1回噛むのに1秒かけ、ゆっくり30回噛むことが必要なのです。唾液に含まれる酵素は噛めば噛むほど増えます。新鮮な野菜や果物など、**抗酸化物質**を含む食品をよく噛んで食べれば、免疫力がさらに上がること間違いなしです。

噛むことが免疫力アップに！

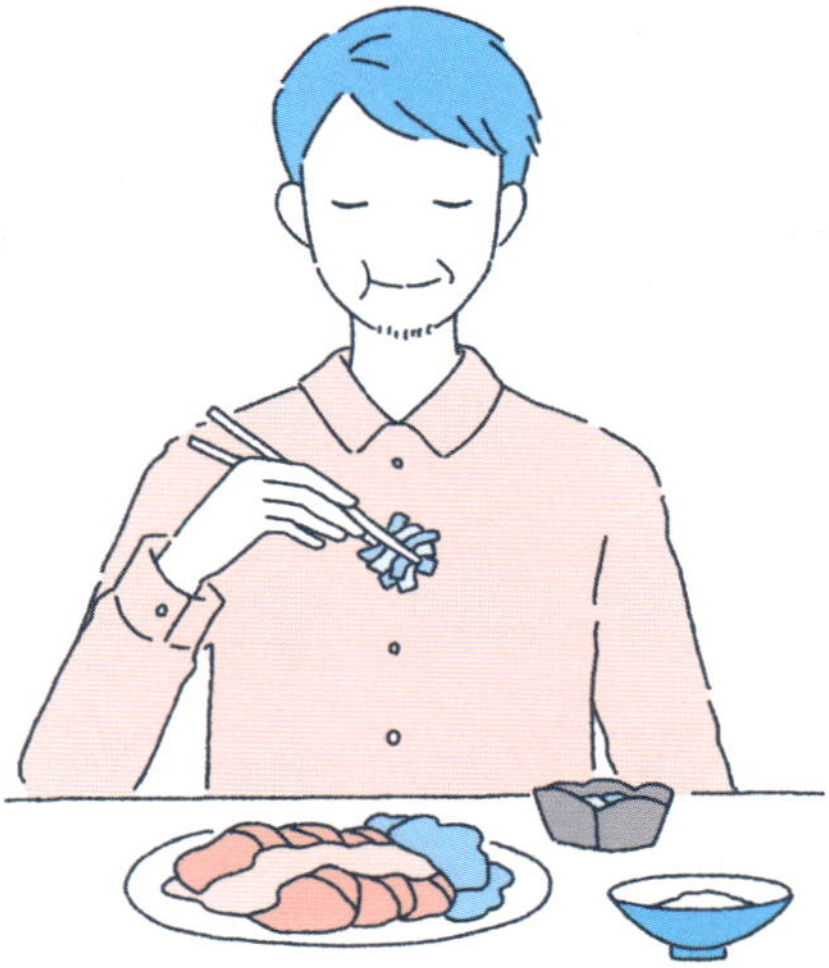

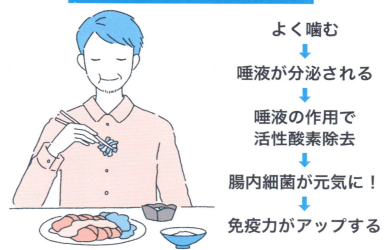

よく噛む
↓
唾液が分泌される
↓
唾液の作用で
活性酸素除去
↓
腸内細菌が元気に！
↓
免疫力がアップする

ゆっくりよく噛んで食べるためには、
歯のメンテナンスも忘れずに。

●噛むことの効用

1. 唾液の作用で免疫力が上がる。
2. がんを予防する。
3. 脳を活性化し、認知症の予防につながる。
4. 満腹中枢への伝達時間をかせぎ、肥満防止に。
5. 唾液の殺菌作用により、歯周病の予防に。
6. 噛むことで、ストレスの緩和につながる。

強化コラム

働きバチが免疫力を上げる!?

プロポリスは、植物が自分の傷を保護するために分泌する樹脂をミツバチが集めて巣に持ち帰り、唾液と混ぜ合わせ、巣に塗りつけてつくる自然の防御物質です。20～30種類の抗酸化作用抜群のフラボノイドをたっぷり含むプロポリスが、ウイルスやバクテリアなどの病原体の侵入や死んだ虫などの腐敗を防ぎ、巣の中を清潔に保っているのです。

人類は古くからその健康効果に気づき、食品や薬として利用してきました。

プロポリスは抗酸化作用のほか、抗炎症作用、病原体から守る抗微生物活性、がん予防の抗腫瘍活性など、免疫を上げる役者が勢ぞろい。この素晴らしい物質を生み出す働きバチに感謝しつつ、使わせていただきましょう。

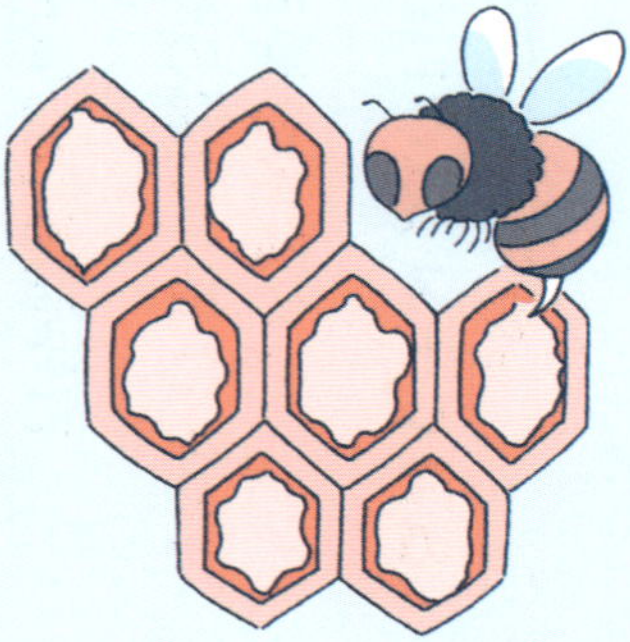

第4章

簡単にできる

免疫力アップの生活術

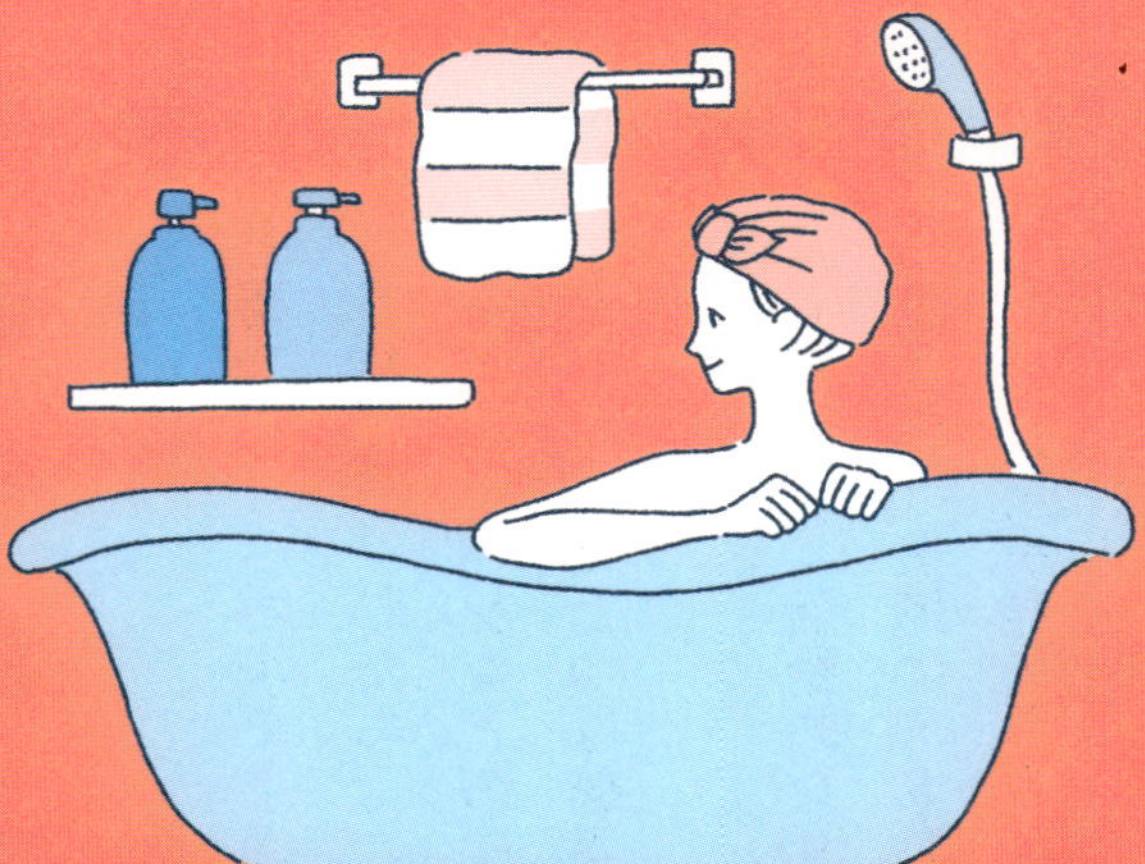

36

生命を維持し、活動源となる2つのエンジン

生命を維持し、活動するためにはエネルギーが必要です。エネルギー源になるのは**ATP**（アデノシン三リン酸）という物質で、私たちはこれをつくり出すエンジンを2つ持っています。ひとつはごはんやパンなどの炭水化物を糖に変えて、瞬発力を生み出す「**解糖エンジン**」。もうひとつは酸素を燃料にして持続力を生み出す「**ミトコンドリアエンジン**」です。

実は人生の中で、それぞれのエンジンの〝使い時〟があります。活動的な30～40代にメインで働くのが解糖エンジン、50代を迎えるころには次第にミトコンドリアエンジンがメインに。この切り替えがうまくいけば健康長寿が実現できます。しかし、若いころのままの食生活を送り続けていると、ミトコンドリアエンジンはなかなかうまく稼働するようにならず、体に**糖化**が起こり、**活性酸素**が発生して、心筋梗塞、脳卒中、糖尿病などを引き起こしやすくなります。

2つのエンジンの違い

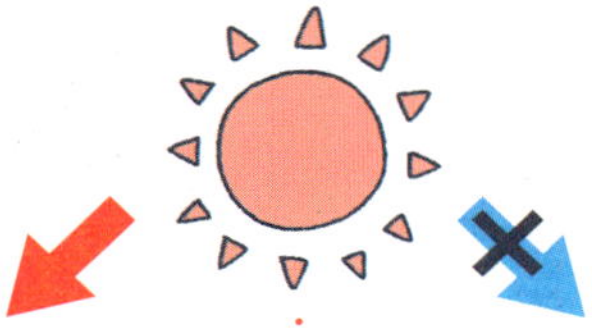

ミトコンドリアエンジン

適度な紫外線で
活発化

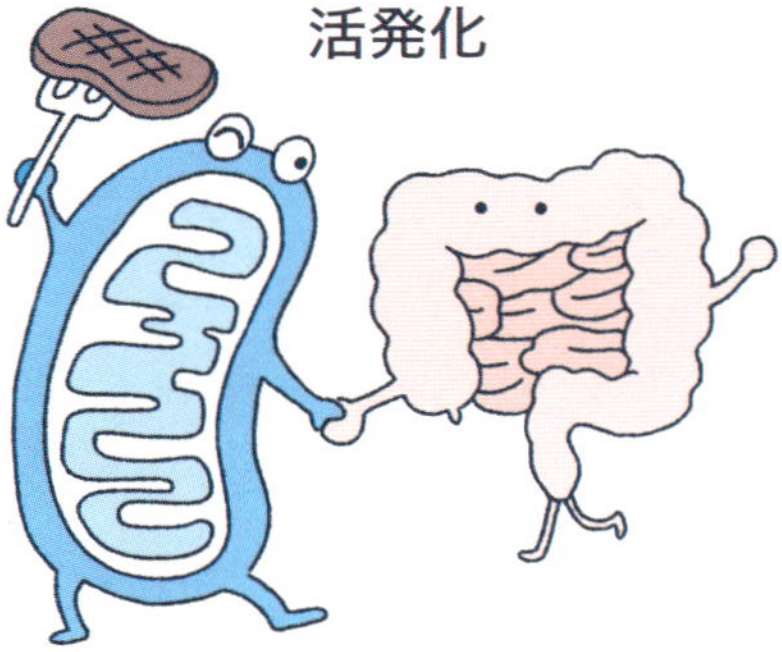

37℃以上で
活発化

ミトコンドリアにあり、心筋や脳神経、肝細胞に供給されるエネルギーをつくり、持久力がある。50代からのエンジン。

解糖エンジン

紫外線は
必要ない

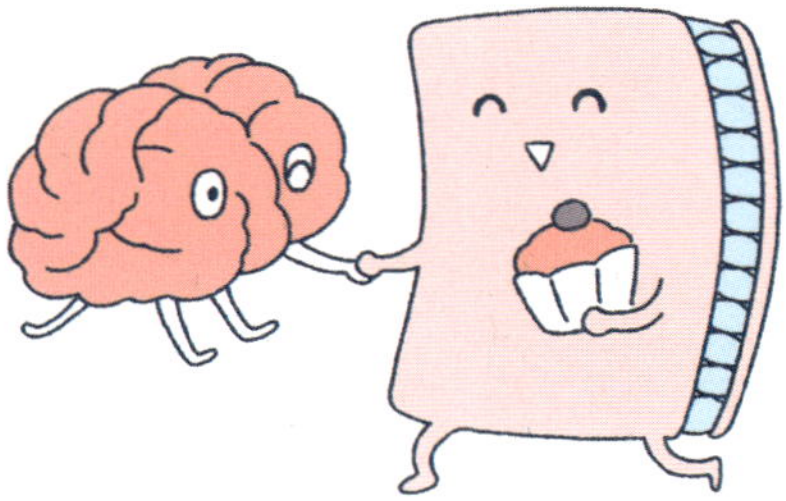

32～36℃で
活発化

細胞質にあり、精子や皮膚、骨髄に供給されるエネルギーをつくり、瞬発力を発揮する。いわば若者のエンジン。

37

50歳からは糖質を抑え ミトコンドリアエンジンを使う

50歳を迎えるころから、ミトコンドリアエンジンをいかに稼働させるかが、ポイントになります。50の声を聞いてからもお菓子やパン、白米を無頓着に食べ続けると、**解糖エンジン**が活発なままで**ミトコンドリアエンジン**はうまくまわりません。ひとつの細胞内に2000～5000個存在するミトコンドリアは腸の主な働きに関わっていますが、うまく稼働しないと体に取り込んだ酸素が使われず、**活性酸素**になって腸にダメージを与えます。50歳前後からは、炭水化物類を控えめにするのが正解です。

生活習慣をちょっと変えることでも、ミトコンドリアエンジンは順調に稼働します。1日の間で10時間以上絶食し空腹を感じる。朝食に魚と焼きのりを食べる。ジュースをやめて梅干し水を飲む。この3つをはじめてみてください。きっとスムーズなエンジンチェンジができます。

ミトコンドリアエンジンを動かす方法

1日に10時間以上の断食

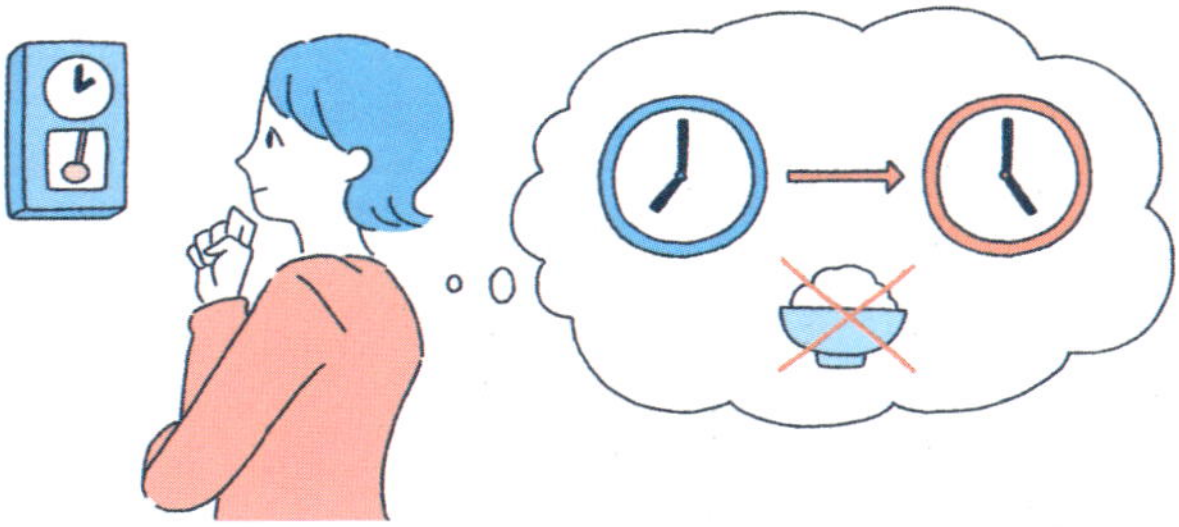

ミトコンドリアエンジンは空腹によってつくられる。1日のうちに10時間以上、たとえば、午後8時に夕食を終了したら、翌朝は午前7時に朝食を食べる。

朝食に魚と焼きのり

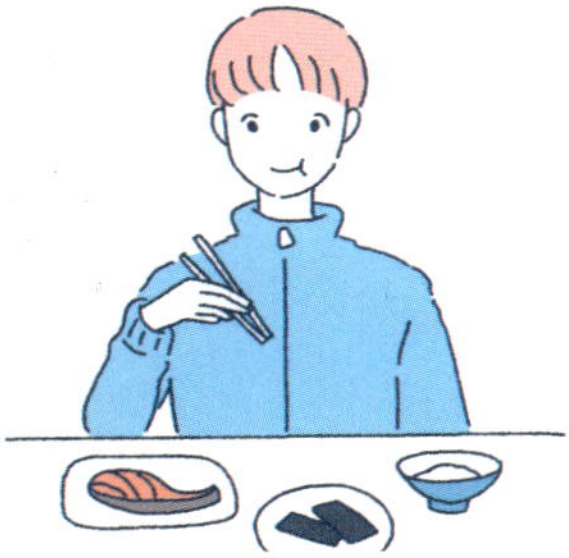

ミトコンドリアエンジンを効率よく動かすにはビタミンB群が必要。朝食で無理なく摂りやすいオススメは魚と焼きのり。炭水化物は控えめに。

「梅干し水」を飲む

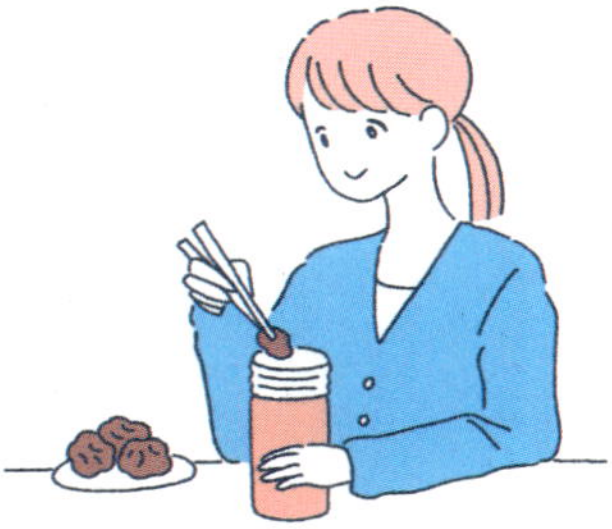

梅干しに含まれるクエン酸はミトコンドリアエンジンを動かすためにいい食材。つぶして水に溶かすだけ。適度な塩分で熱中症対策にも。

38

免疫力低下を防ぐには、**体温は37℃前後**に保つ

ミ**トコンドリアエンジン**は、37℃以上で活発になると101ページで解説しました。つまり免疫力の低下を防ぐには体温を37℃前後に保つ必要があります。昨今の状況から37・5℃以上の体温がある場合には、新型コロナウイルス感染症が心配になるところですので、36・5〜37・2℃くらいを目安にしておくとよいでしょう。

体温低下を防ぐには、体を効率的に温めることが重要ですが、そのほかにも、体温を上げる方法はあります。筋肉のもととなるタンパク質を摂取する、冷たい食べ物・飲み物は控える、長時間冷房で体を冷やさない、湯船につかって体の芯から温めるなどです。

免疫力は、36℃未満でとても弱くなってしまいますから、**37℃前後の体温**を維持するようにしたいものです。

冷え対策は首・背中・腰・足の保温

背中を温める

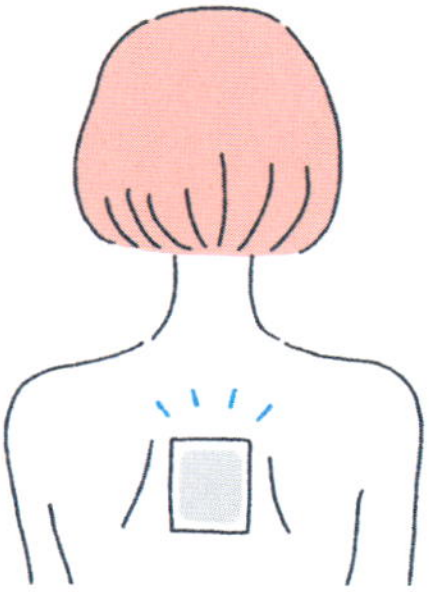

肩甲骨の間にカイロを貼れば、肩や肩甲骨まわりの血流がよくなり、かぜ予防にも。

首を温める

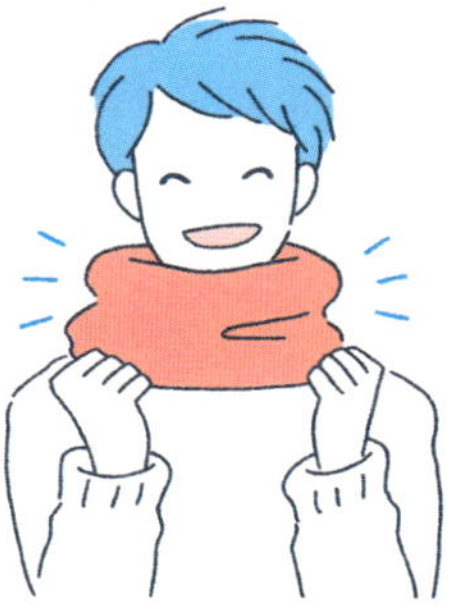

首には太い血管が通っているので、ここを温めると効率的に体温が上がる。

足を温める

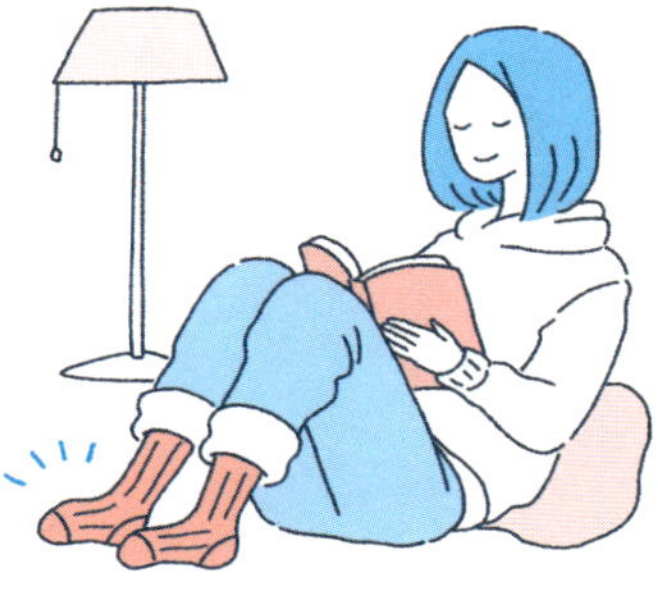

冷たい空気は下に溜まりがち。足先の血流をよくすることで全身の血行がよくなり体温低下を防ぐ。

腰を温める

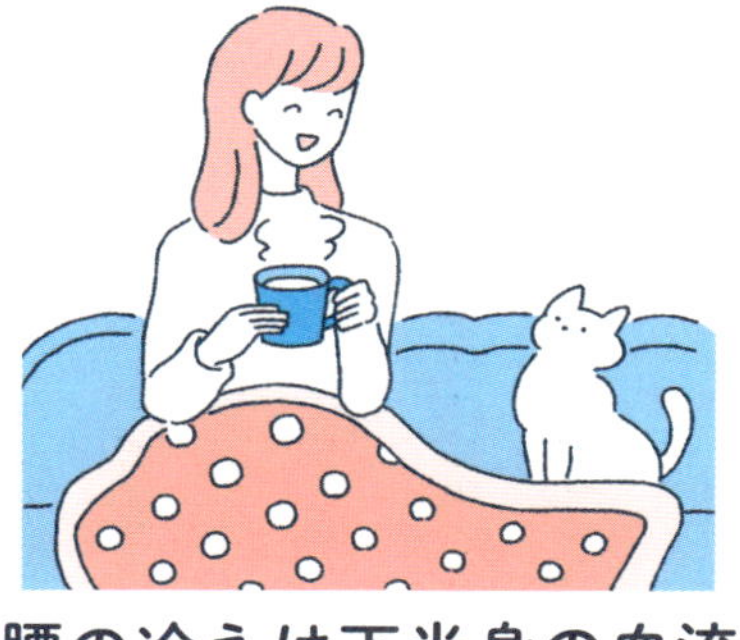

腰の冷えは下半身の血流を悪くする。ひざかけを腰に巻いたり、腹巻きを使うのも効果的。

39 NK細胞を活性化させ、免疫力を上げるぬるめ入浴

熱いお湯につかるのが好きな人も多いかもしれませんが、**免疫力**をアップさせるには、少しぬるめのお湯が効果的。ぬるめのお湯にゆっくりとつかることで、全身の血流がよくなり、**NK細胞**の働きが活発になるのです。

さて、ぬるめのお湯の目安はというと、40℃くらい。このお湯にみぞおちくらいまでの半身浴で20分つかります。首までしっかりつからないことで心臓への負担も軽減できます。体が冷えてしまわないよう、浴室と脱衣所は事前に暖めておくことをオススメします。

また、乾布摩擦のようにしっかりナイロンタオルで体を洗う、たっぷりの石鹸で体を洗うという人もいるかもしれませんが、これは免疫にとっては逆効果。体を守る皮脂まで洗い流してしまいます。特に、50歳をすぎたら何もつけずに手で優しく洗う程度がよいでしょう。

オススメの入浴法

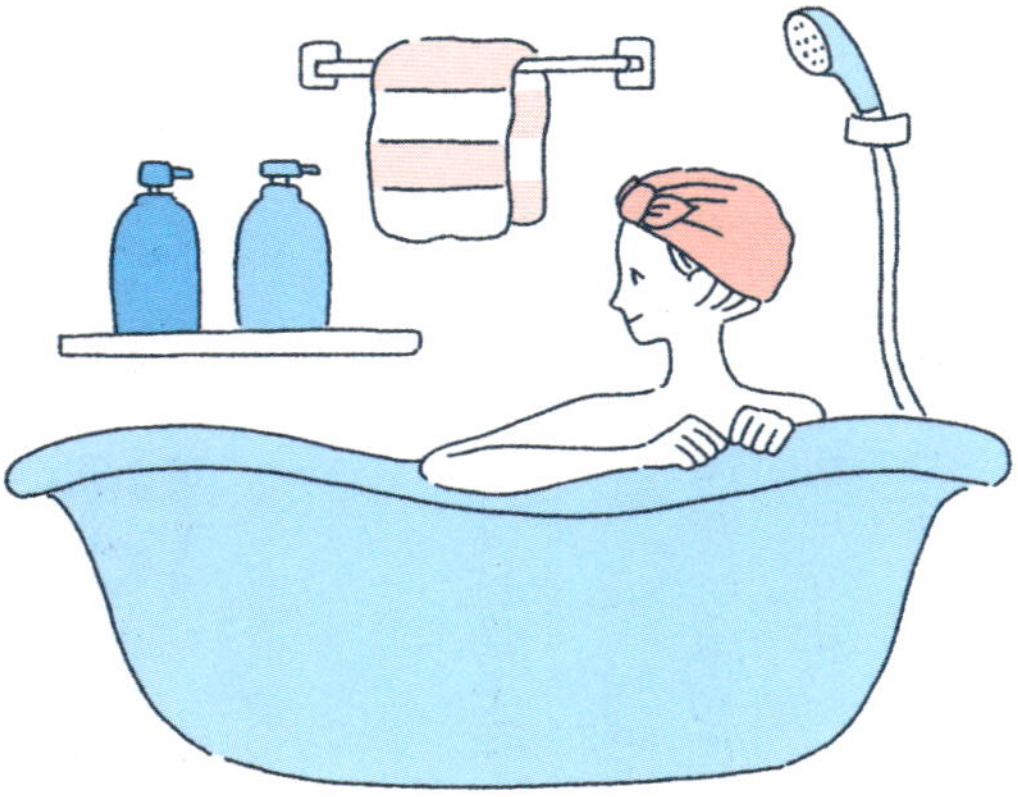

①温度は40℃くらい。

②半身浴で20分。

③石鹸やシャンプーは2～3日に1度。

④体はゴシゴシ洗わず、手で優しくさする。

入浴できないときは足湯

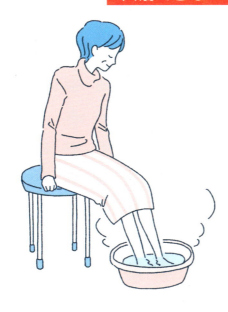

①洗面器に入浴時より熱めの42℃ほどのお湯を用意。

②足首までお湯につける。

③お湯が冷めないうちに足を出す。

④水気を十分拭き取り、靴下をはいて保温する。

40 心の持ち方で免疫力は上がる！

私たちは日常生活の中で、何かあると無意識に「好き」「嫌い」、「楽しい」「悲しい」と判断しています。この心の変化は脳の**間脳**という部分を刺激して、情報伝達物質のタンパク質をつくり、それが無数の**神経ペプチド**に分解されるからです。

実はこの神経ペプチド、まるで感情を持っているかのように自分の性質を変える力があるのです。「好き・楽しい」というときには、「**善玉ペプチド**」になって**ＮＫ細胞**を活性化し、「嫌い・悲しい」などストレスがかかったときには「**悪玉ペプチド**」になってＮＫ細胞の働きを低下させるのです。

そこで私は、サンゴ礁を30分間イメージする実験を行いました。結果、イメージするだけでＮＫ細胞は活性化したのです。ストレス過多の現代ですが、イメージトレーニングで免疫力は上がりますから、ぜひやってみてください。

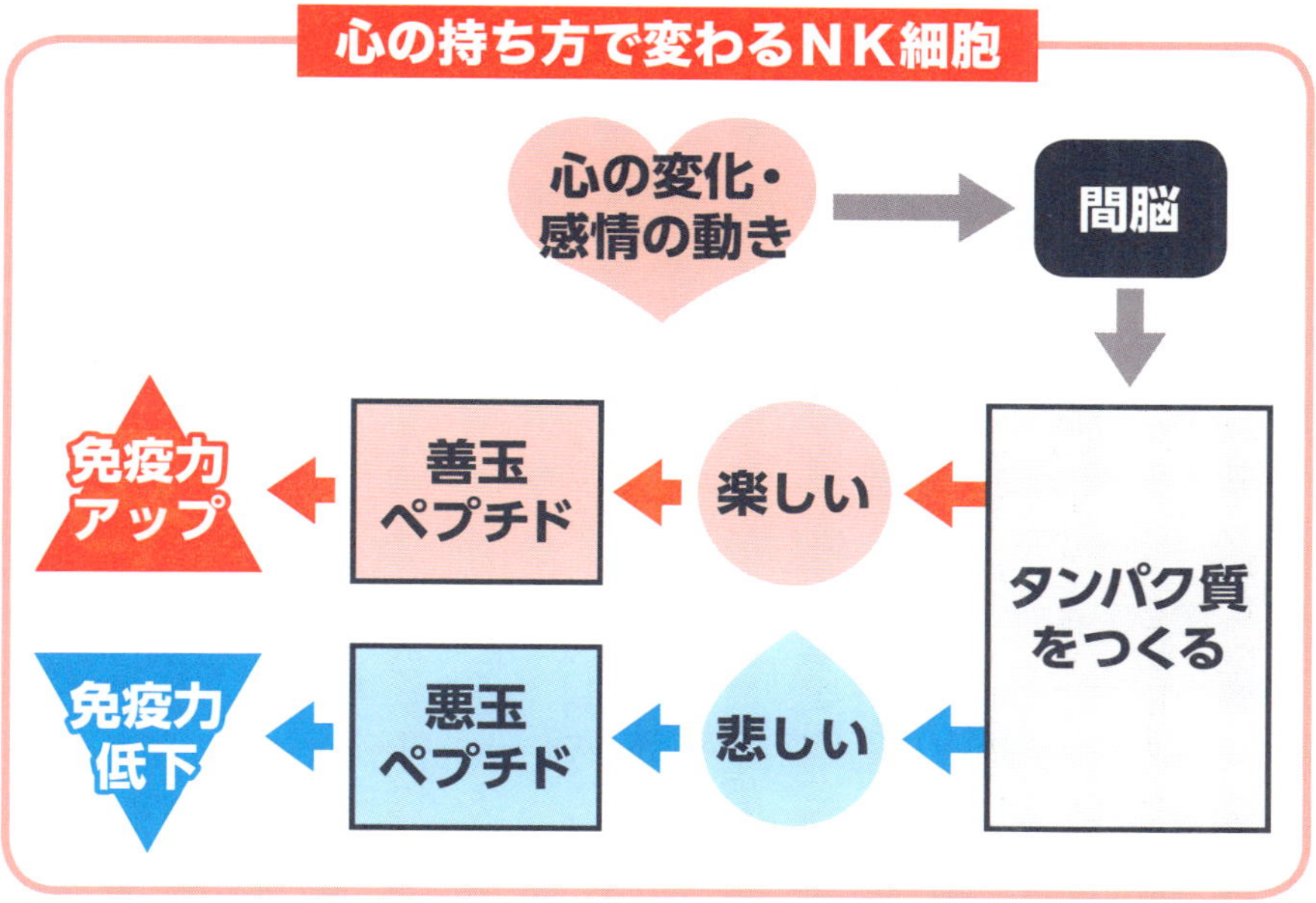

「病は気から」という言葉が当てはまるようなNK細胞の変化。

イメージトレーニングでNK細胞は変化

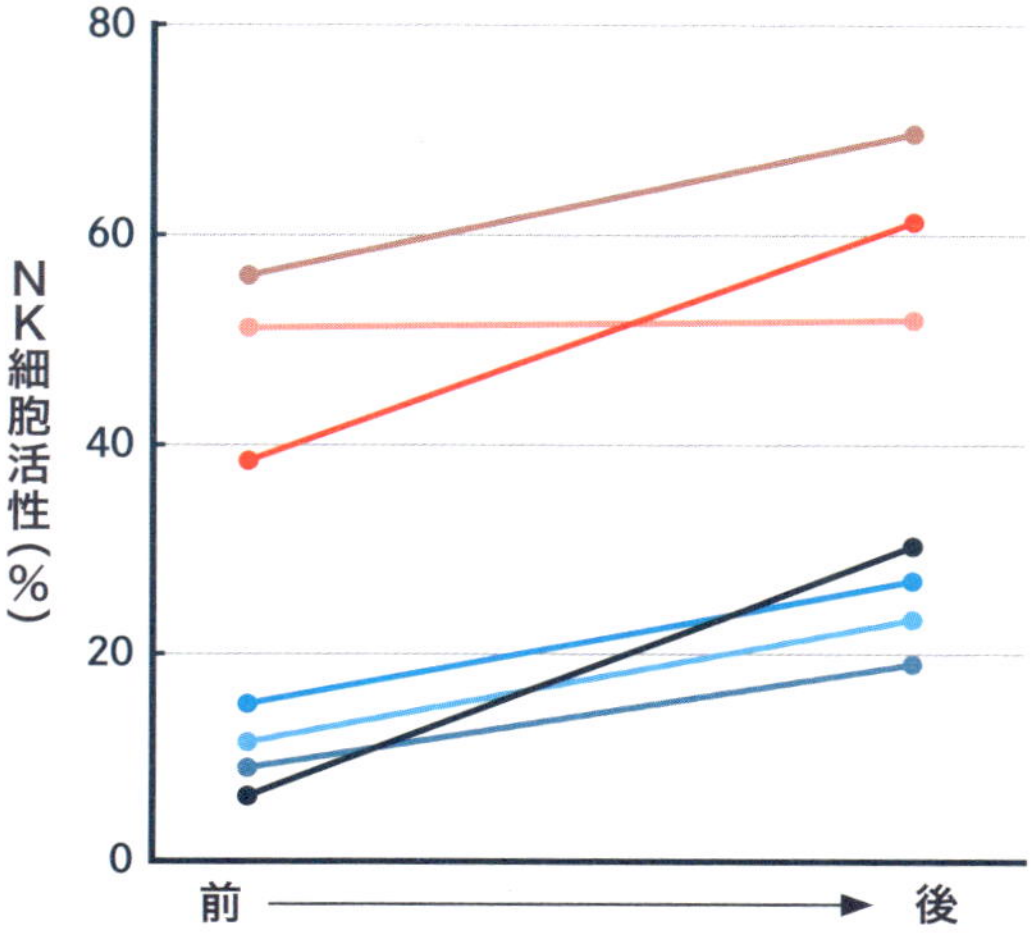

7人の被験者に30分間目を閉じて、「沖縄のきれいなサンゴ礁を泳ぐ魚たち」をイメージしてもらう実験で、NK細胞は活性化。

41
酸化ストレスを生む タバコや薬には注意！

活性酸素は体の**新陳代謝**を行う中で、いろいろな成分と反応し、過剰になると細胞を傷つけます。活性酸素が生活習慣病やがん、老化などを起こしますが、これはあくまでも過剰になった場合。実は、**白血球**からつくられる活性酸素は、**免疫機能**や**感染防御**にとって重要な働きをしているのです。

活性酸素のバランスが崩れた状態を、**酸化ストレス**といいます。この酸化ストレスを引き起こす要因として、タバコや薬、酸化した食材（古い油で揚げた揚げ物など）や添加物、そして放射線や大気汚染、紫外線などがあげられます。また、過度な運動や心的ストレスも活性酸素を増やし、酸化ストレスを引き起こす原因になります。

酸化ストレスを防止することは、免疫機能や感染防御にとっても重要ですから、食べるものに配慮し、タバコは控えることをオススメします。

活性酸素のバランスを保つ生活術

●タバコは控える

タバコにはおよそ４０００種類の化学物質が含まれ、そのうちの２００種類以上は有害物質。動脈硬化の原因となるＬＤＬコレステロールをつくるもとに。

●薬に頼らない

体には自然治癒力が備わっているので、安易に薬に頼らない。薬を分解するときに肝臓で活性酸素が発生する。

●軽い運動をする

過度な運動は活性酸素を生むが、軽い運動は抗酸化酵素の働きを活発にし、体の酸化を抑える。

●ストレスを溜めない

ストレスを受けると一時的に血流が悪化。もとに戻すときに活性酸素が発生。

●抗酸化作用のある成分を摂る

「若返りのビタミン」と呼ばれるビタミンＣやポリフェノールを含む食材を摂る（第３章参照）。

42

NK細胞活性のためには〝時間〟より〝質〟の睡眠

ショートスリーパー、ロングスリーパーなど、人によって自分に合う睡眠時間は違うもの。しかし、短かろうが長かろうが睡眠は時間ではなく「質」が大切なのです。

その質を高めるためには、寝るべき時間に寝ることが重要です。日中、体は内外問わず活動をしていて、細胞も人間同様クタクタになっています。その修復のために寝ている間に分泌されるのが**成長ホルモン**です。成長ホルモンの分泌については諸説ありますが、中高年では夜11時前後から盛んになるという報告があります。**NK細胞**の働きも、その時間帯のころに弱ってくるといわれていますので、夜11時には眠りにつくようにしたいものです。

質のいい睡眠のための10カ条を次ページにあげました。睡眠時間から逆算して食事をしたり、スマートフォンの電源を切ったりしてください。

質のいい睡眠のための10カ条

一、朝の光を浴びて起きる
二、朝食をしっかり摂る
三、昼間はウォーキングなど軽い運動をする
四、昼寝は20分程度に
五、夕食は寝る3～4時間前に摂る
六、入浴は寝る2時間くらい前までに
七、寝る前には食べ物は食べない
八、寝る前に温かい飲み物とストレッチで体を温める
九、寝る最低1時間前にはパソコンやスマートフォンは見ない
十、寝室は真っ暗にせず、うっすら周囲が見える程度に

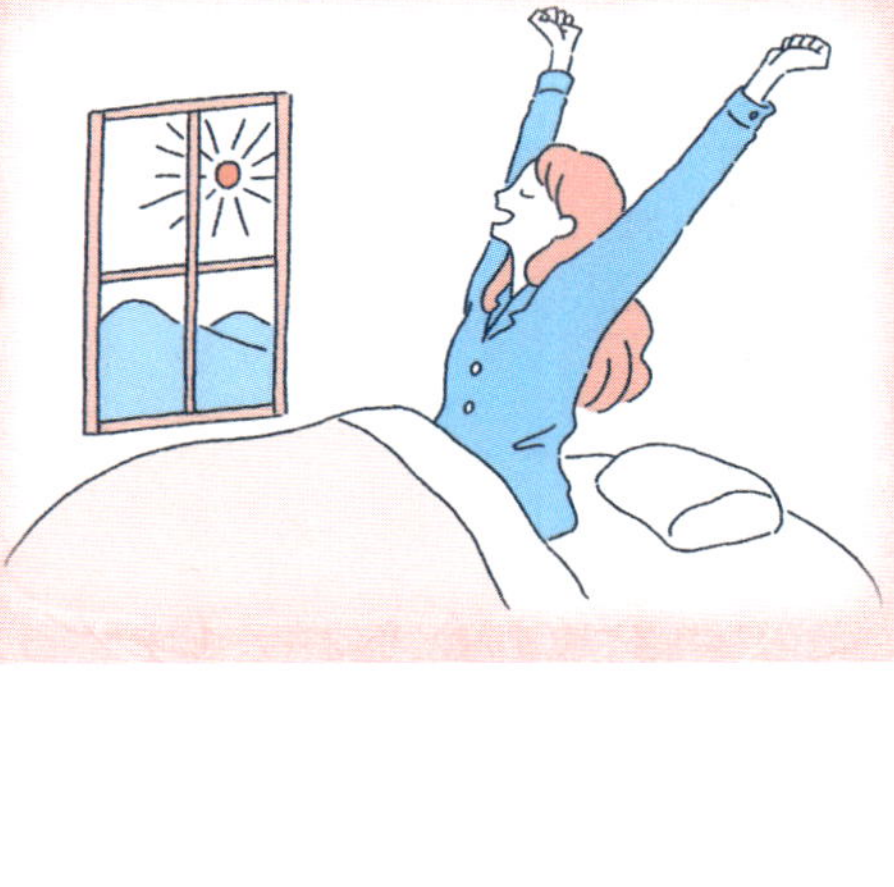

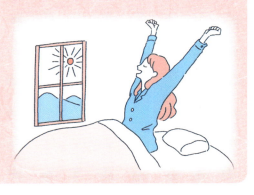

43

1日15分太陽を浴びれば免疫力はアップする

自律神経には、交感神経と副交感神経があり、この2つの神経がバランスよく働くことで、自律神経は整います。**交感神経**は主に昼間に働くべき神経でアクセルの働きを、**副交感神経**は主に夜働くべき神経でブレーキの働きをします。夜型生活を送っていると、本来は副交感神経が優位でなくてはならないときに交感神経が優位になり、**自律神経**に乱れが生じてしまいます。

このバランスを取るきっかけとなるのが、朝、太陽を浴びること。太陽を浴びてその後朝食を摂ることで、しっかり副交感神経から交感神経へとバトンが渡されます。

交感神経の働きがよければ**免疫力**もアップします。もし、夜型の生活をしているならば、毎日1時間ずつでも早く寝るようにして、1週間程度の時間をかけ、自律神経の働きを整えるようにしましょう。

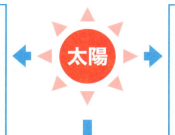

太陽の3つの効能

太陽

ビタミンDをつくる

太陽はビタミンDの生成に不可欠。骨形成に重要な働きをする。

セロトニンを分泌する

セロトニンが不足すると、うつ病など精神面に不調が出る。

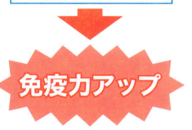

覚醒スイッチON！
自律神経が整う

免疫力アップ

体内のリズムが整う。

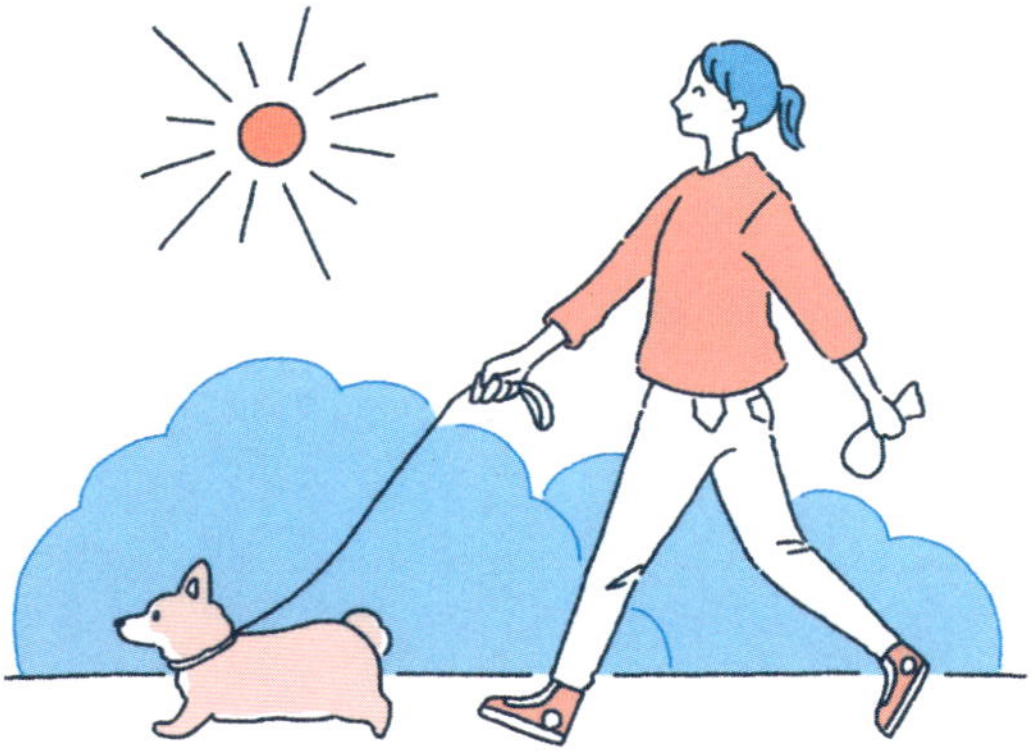

最低15分はウォーキングや散歩で歩く。紫外線が気になる場合は、手のひらだけでも太陽に当てよう。

44

免疫力を上げるには ゆる〜い運動がいい

「さあ、運動するぞ！」と意気込んでも、普段運動をしていない人がいきなりマラソンや筋トレに挑戦しても、1日で「やーめた」となるのがオチです。

免疫力を上げるには、軽い運動でも長く続けることが大切です。

そこでまずオススメなのは、ウォーキングです。ウォーキングには特別な器具などが必要ないですから、今日からでもすぐにはじめることができます。

①頭の上から引っ張られているイメージで背筋を伸ばします。

②あごを少し引き気味に、まっすぐ前を見ます。

③肩の力を抜いて、腕は足と一緒に自然に前に振ります。ひじを直角に曲げ、軽く手のひらを開くと振りやすいでしょう。

④へそから前に足を押し出す感じで歩き出します。

⑤かかとで着地し親指側に体重を移していき、親指で地面を蹴って次の歩みへ。

基本のウォーキングフォーム

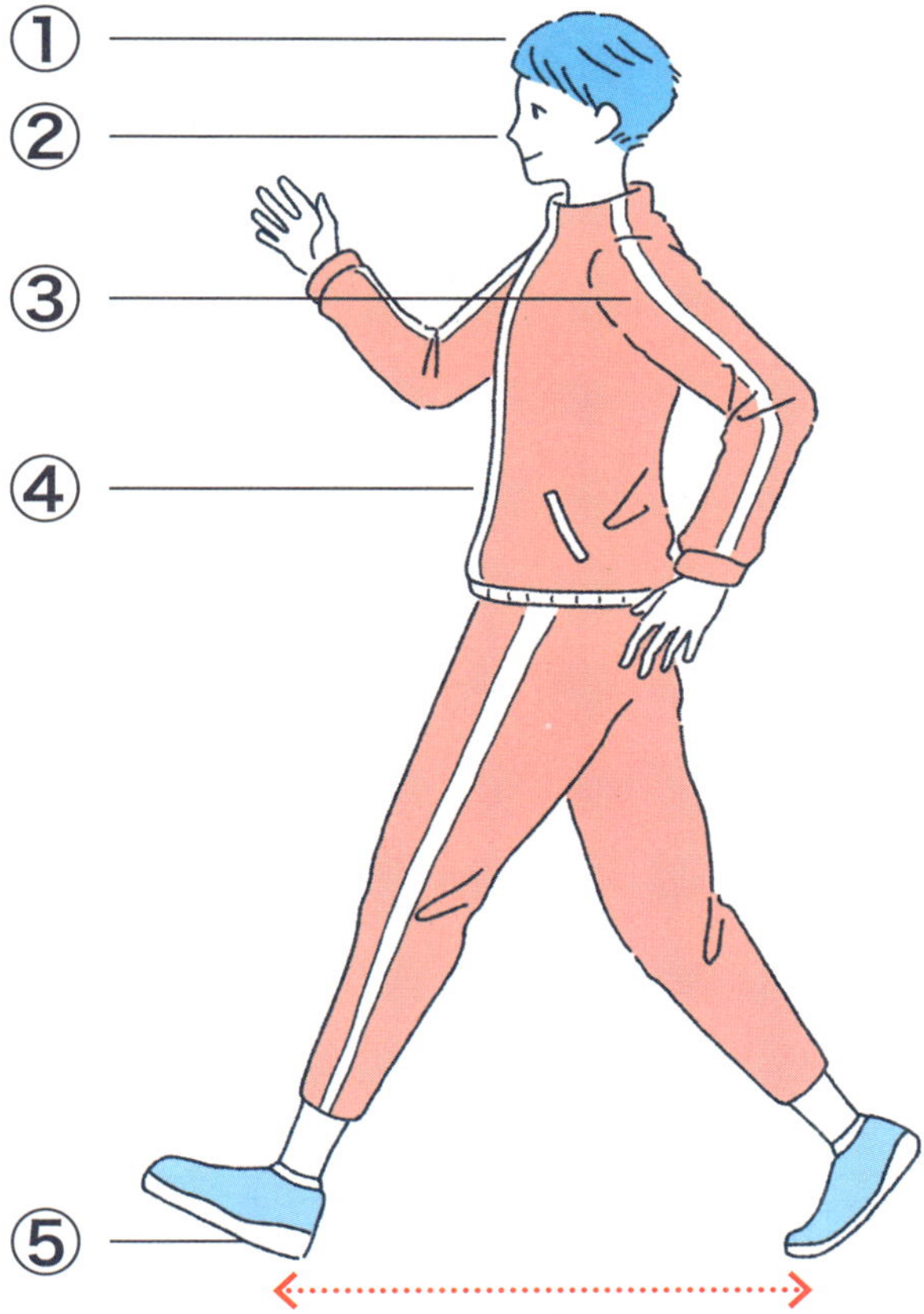

歩幅の目安は身長 −100㎝

チェックポイント

★体は上下左右に振れない。

★ひざは前に足を振り出すときに伸ばす。曲げすぎないように注意。

45

軽いストレッチで関節・筋肉をほぐし、可動域を広げる

免疫力を上げるために、運動がいいということはわかっても、どんな運動をしたらいいのかわからない、また、運動は苦手という方にオススメなのが、簡単にできるストレッチです。

年齢を重ねていくと、今までできたはずの動きができにくくなっていくものです。たとえば、うしろを向こうとしたら首が回らない、高いところのものを取ろうとしたら腕が上がらない、足を上げたつもりがつまずいたなど。関節は動かさないと固まってしまい、そこからコリも発生しやすくなります。コリは血流が悪くなって体を冷やす原因に。特に、最近ではスマートフォンの画面に見入るあまり、首や肩のコリを訴える人が増えています。

コリをほぐして血流をよくするストレッチをすれば、体温も上がり免疫力もアップします。今日のコリは今日中に解消しておきたいものです。

首のストレッチで可動域を広げる

①背筋を伸ばし、後頭部で両指を組みます。

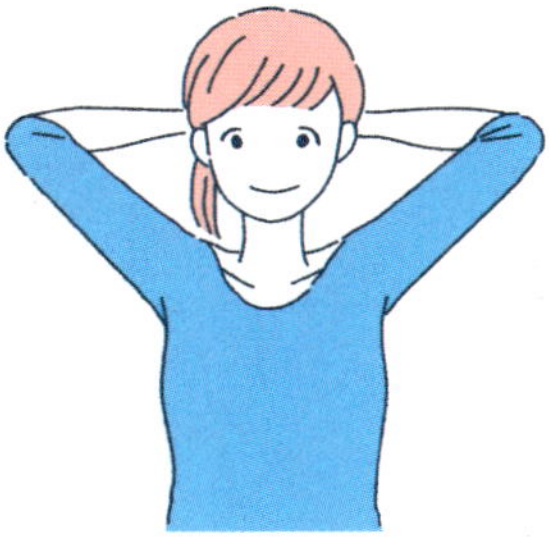

②肩は動かさず、ゆっくりと右に首を回し、ゆっくり戻します。

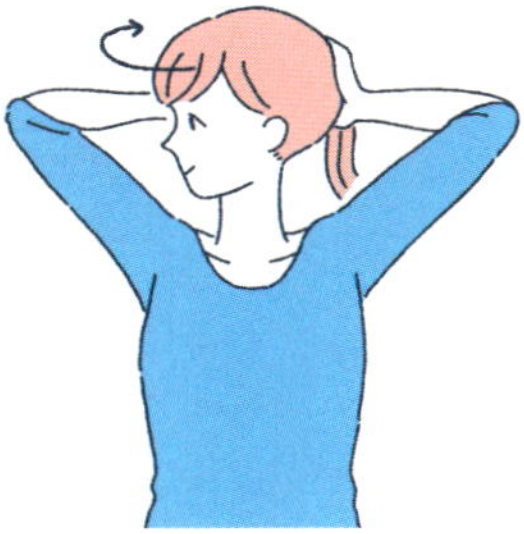

③肩は動かさず、ゆっくりと左に首を回し、ゆっくり戻します。

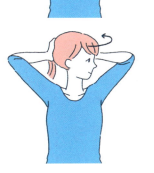

チェックポイント

★①〜③で1セット、1日10回行う。最初は10回でなくてもできる範囲でOK。
★反動はつけずにゆっくり行う。
★立位でも座位でもＯＫ。

肩のストレッチでコリをほぐす

①両肩を上に上げます。

背筋は伸ばす。

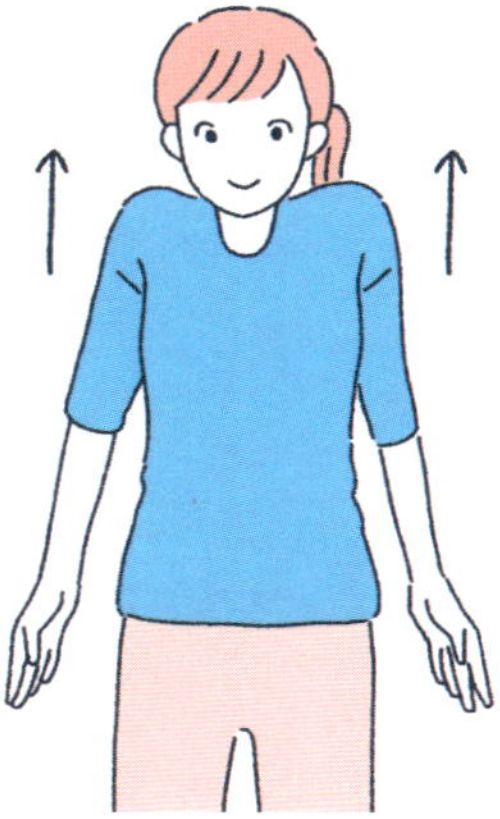

③右肩を前に押し出し、左肩はうしろに引きます。

背中の筋肉を意識して引く。

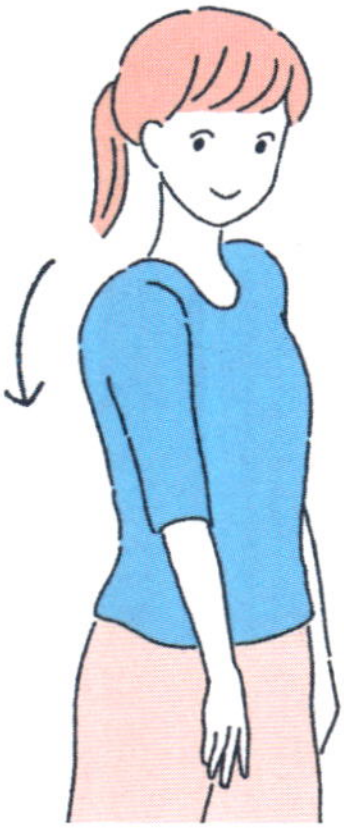

②①から肩をストンと落とします。

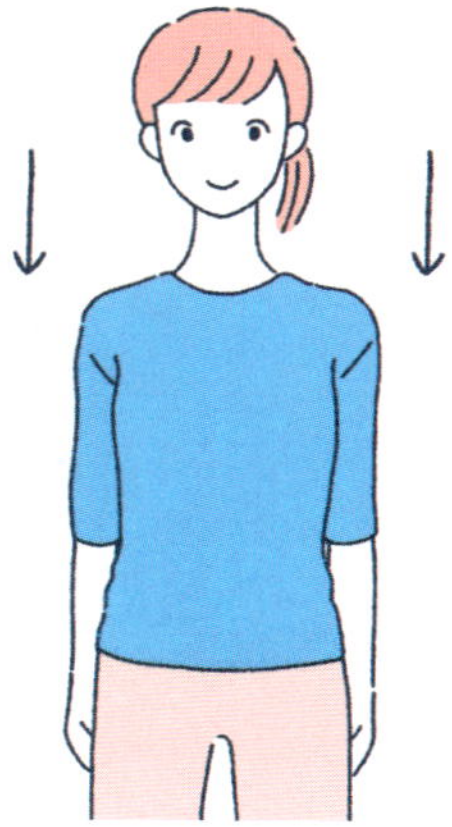

④左肩を前に押し出し、右肩はうしろに引きます。

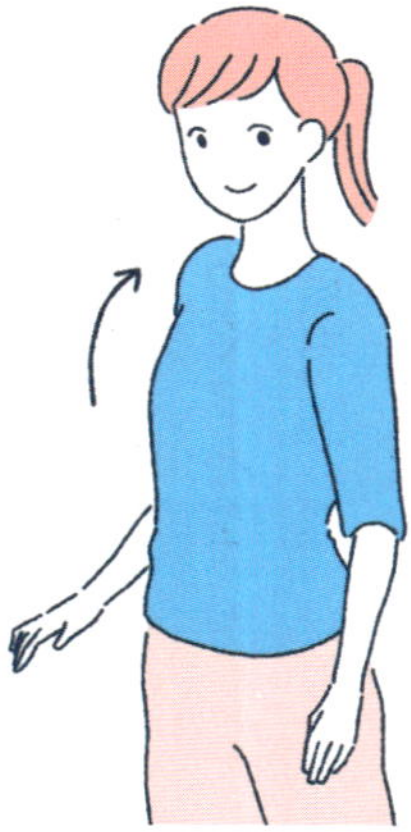

チェックポイント

★①はめいっぱい上げる。

★①～④で１セット、１日10回行う。

腰まわりのストレッチで腸を刺激

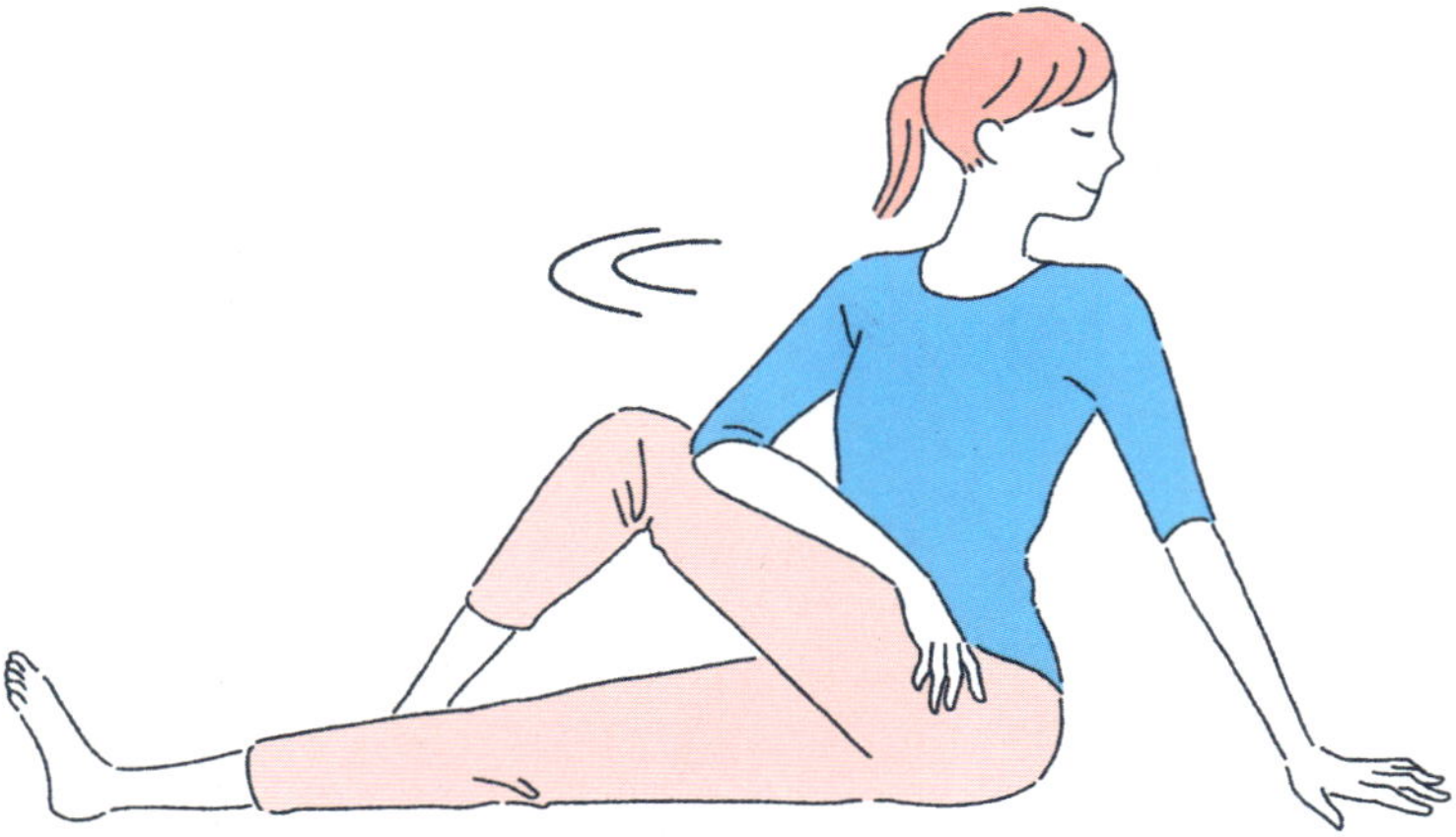

①足を伸ばして座り、左のひざを曲げます。

②①の足を右足にクロスさせます。

③右のひじを左ひざの外側に引っかけるようにして、上体を左側にねじります。

④左右を変えて行います。

チェックポイント

★伸ばした足のひざが曲がらないように。
★10秒くらいかけてゆっくり行う。
★①～④で１セット、寝る前に５回行う。

ふくらはぎのストレッチで血流促進

①背筋を伸ばして立ちます。
②左足をうしろに引き、右ひざを曲げます。
③右ひざに手を置き、左足のふくらはぎを伸ばします。
④左右の足を変えて行います。

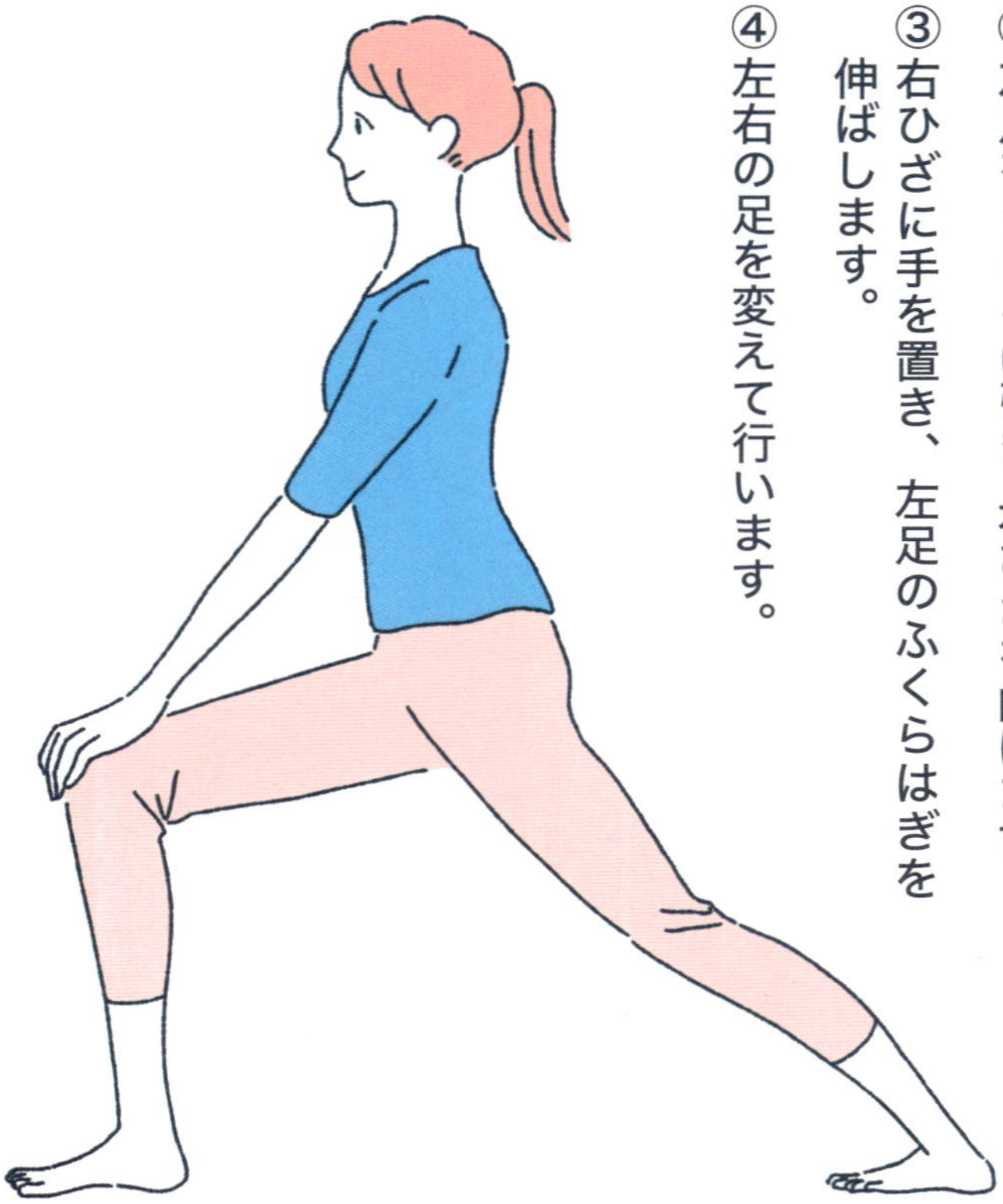

チェックポイント

★うしろの足のかかとは床に密着させる。
★うしろ足のひざが曲がらないように。
★上半身は前かがみにならないように。
★①〜④で１セット、１日10回行う。

楽チン腹筋で便秘も解消

①仰向けに寝て、ひざを立てて手は胸で組みます。

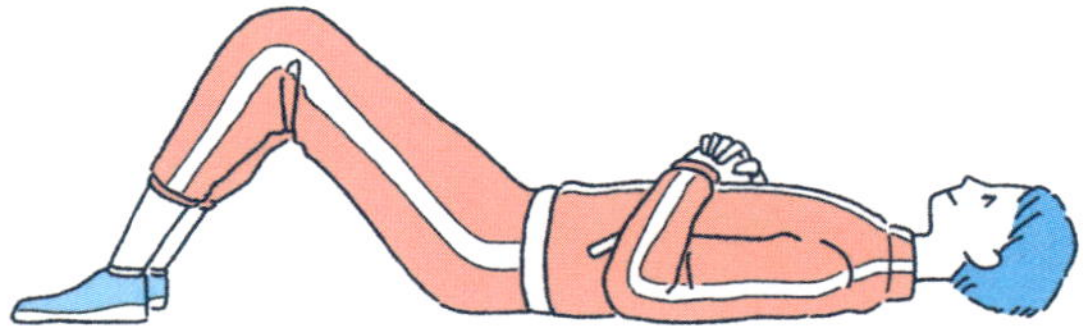

②おへそをのぞき込むように、上体を起こします。

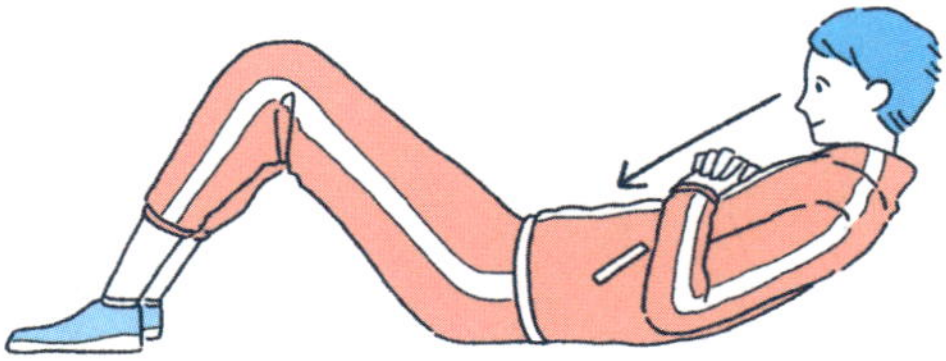

チェックポイント

★無理をしない程度に体を起こす。
★②で５秒キープ。
★１日10回。最初は10回でなくてもできる回数で。

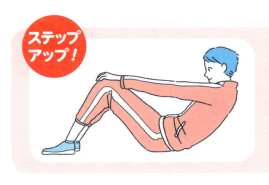

ステップアップ！

余裕のある人は、②のとき、ひざに両手を置いて、５秒キープ。

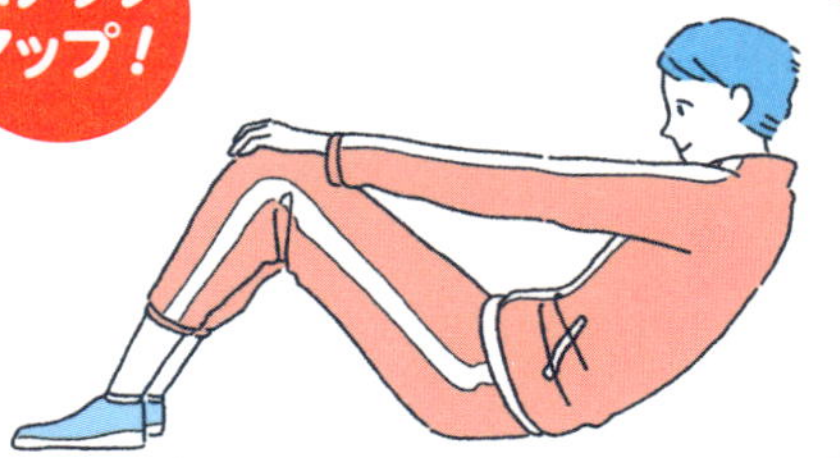

46 ストレスを感じたら腹式呼吸でリラックス

副交感神経を優位にして、リラックスできる方法に、腹式呼吸があります。ストレスを感じたときに気分転換で行うといいでしょう。

① 足を軽く開いて立ち、背筋を伸ばして一度息を吐き切ります。
② 3秒カウントしながら空気を鼻からおなかに吸い込みます。
③ 3秒カウントしながら口からゆっくり息を吐き出します。

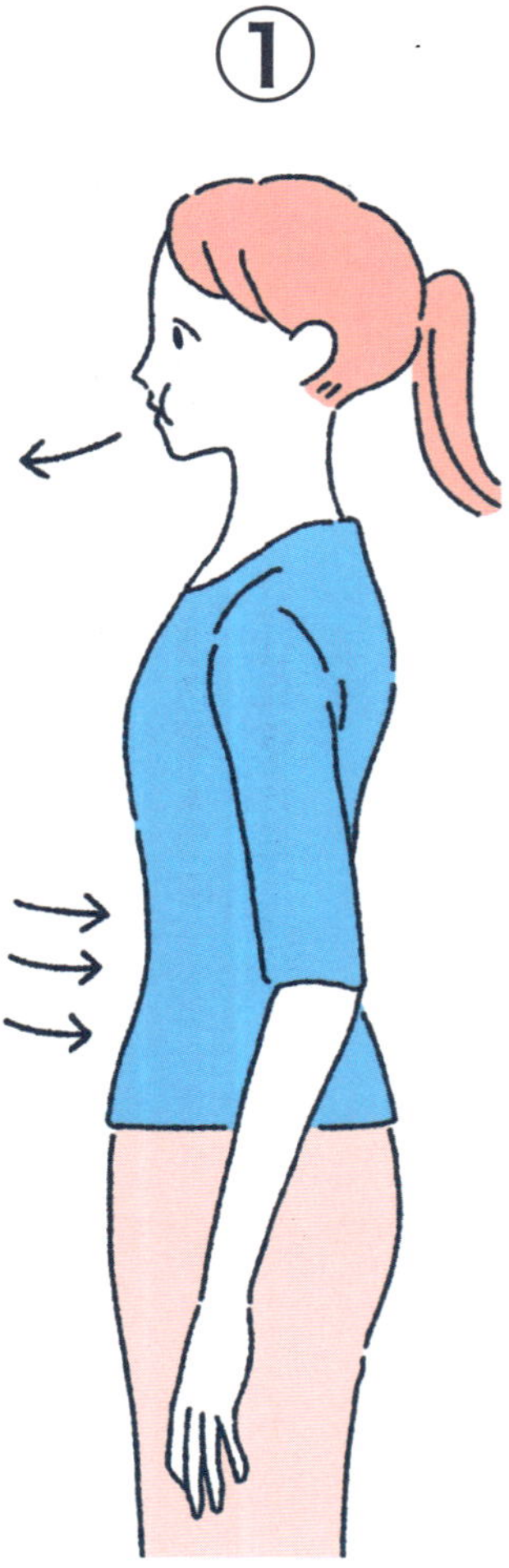

リラックスして行う。

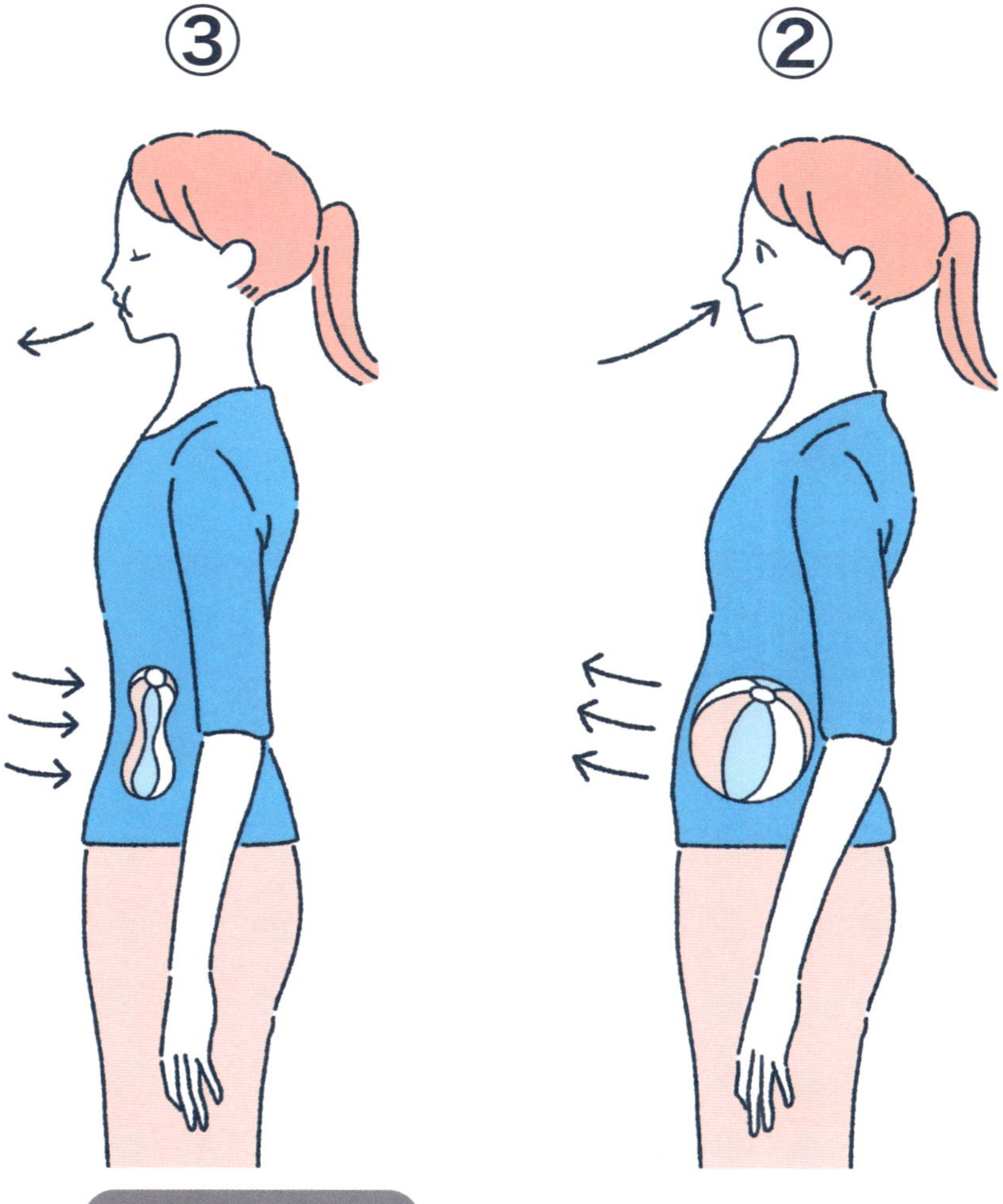

チェックポイント

★②はおなかでビニールボールをふくらませるイメージ、③はしぼませるイメージで。

★１日何回行ってもＯＫ。気分転換にオススメ。